Ingrid Pfendtner · Sabine Knochenhauer

Vital und aktiv mit

Kürbiskernöl

Die wirksame und bewährte Hilfe bei Blasenschwäche und anderen Blasenbeschwerden

Urania

Inhalt

Vorwort

Er ist eine kuriose Pflanze, neigt zu Extremen und läßt sich vielseitig nutzen – der Kürbis. Seine Schale wird ausgehöhlt zu einer Schüssel, das Fruchtfleisch sättigt, schmeckt und ist gesund, und die Samen helfen bei Blasen- und Prostataleiden.

Fast jede Kultur hat ihre eigene, besondere Beziehung zum Kürbis: Die Hochkulturen der Mayas und Azteken schätzten, verehrten und verzehrten den Kürbis. Der Kürbis war neben Mais und Bohnen die wichtigste Nahrung der Indianer. Auch die europäischen Siedler in Nordamerika lernten den Kürbis schnell zu nutzen und machten ihn zu einem beliebten Gericht in der Nationalküche. Er gehört zum Erntedankfest und zu »Halloween« wie bei uns die Laterne zu »St. Martin«.

Die indianische Volksmedizin kannte viele Anwendungen für den Kürbis: Äußerlich half er bei Schmerzen und förderte die Wundheilung. Innerlich erhoffte man sich Linderung bei Rheuma, Arthritis, Geschlechtskrankheiten, Nierenstörungen, Herzproblemen, Fieber, Tuberkulose, Ohrenschmerzen, Hämorrhoiden und Entzündungen. Viele Völker verzehrten Kürbissamen als harntreibendes Mittel bei Blasen- und Nierenkrankheiten. Er linderte Schmerzen beim Harnlassen, bei Harnwegskrämpfen, Harngrieß und Wassersucht. Genau diese Anwendungen sind heute wissenschaftlich einwandfrei belegt. Die Kürbissamen gelten als anerkanntes Heilmittel bei Blasenschwäche und Prostataleiden.

In Europa war derweil die Zaunrübe verbreitet. Sie wirkte hervorragend gegen Würmer und andere Darmparasiten. Allerdings mit nicht geringen Nebenwirkungen. Andere Kürbisarten galten lange Zeit als Viehfutter, im besten Falle noch als Arme-Leute-Essen. In den achtziger Jahren kam schließlich die Wende. Die besten Köche entdeckten den Kürbis und kreierten leckere Gerichte. Seither findet der Kürbis immer mehr Freunde und Anhänger – als schmackhaftes, gesundes Gemüse, als hochwirksames und nebenwirkungsfreies Medikament und zur Dekoration von Haus und Garten.

Der Kürbis: Mexikos älteste Nutzpflanze

Schon immer haben Menschen den Kürbis angebaut, geerntet und gegessen. Archäologen fanden im Caño del Diablo in Mexiko Kürbissamen, der nachweislich 14 000 Jahre alt ist. Damit ist der Kürbis die älteste Kulturpflanze Mexikos – noch vor Mais und Bohne.

Die indianischen Ureinwohner und die Hochkulturen der Maya und Azteken nutzten verschiedene Kürbisarten in ihrer Küche und in der Medizin.

Von keiner anderen Nutzpflanze liegen so zahlreiche prähistorische Funde vor wie vom Kürbis. Angehörige der altperuanischen Mochica-Kultur (200 v. Chr. bis 800 n. Chr.) benutzten beispielsweise Gefäße in der Form von Moschuskürbissen; die Chimú in Nordperu stellten Keramiken ähnlich den Riesenkürbissen her.

Schon vor ca. 8 000 Jahren haben die Indianer im tropischen Amerika den schnell wachsenden und als Gemüse genutzten Speisekürbis gekannt. Die indianischen Bauern pflanzten mindestens fünf verschiedene Kürbisarten an – Arten, die heute noch beziehungsweise wieder die Küche und Medikamentenschränke erobern.

Der Gartenkürbis drang am weitesten nach Norden vor. Die Indianer im Hochland von Montana und an den Ufern der kanadischen Seen ernteten dieses Gemüse. Es war in Mittel- und Nordamerika weit verbreitet, lange bevor Kolumbus die Neue Welt entdeckte.

Von Indianern genutzte Kürbisarten

Art	Alter	Fundort
Gartenkürbis	*8750 v. Chr.*	*Oaxaca, Mexiko*
Ayote	*4900 v. Chr.*	*Tehuacán, Mexiko*
Moschuskürbis	*4900 v. Chr.*	*Tehuacán, Mexiko*
Moschuskürbis	*3000 v. Chr.*	*Huaca Prieta, Peru*
Feigenblattkürbis	*3000 v. Chr.*	*Huaca Prieta, Peru*
Riesenkürbis	*1800 v. Chr.*	*Ica, Peru*

Der Kürbis in der indianischen Medizin

Mais, Bohnen und Kürbis standen auf dem Speiseplan der Indianervölker ganz oben. Sie aßen das Kürbisfruchtfleisch und seine gerösteten Samen, die Blüten und die Spitzen der Triebe kamen auf den Salatteller.

In der Medizin nutzten die Heilkundler alle Teile der Pflanze. Die Maya verarbeiteten den Fruchtsaft zu Salben, mit denen sie Brandwunden behandelten. Die Tzotzil in Chiapas tranken ihn bei Verstopfung. Die abführende und harntreibende Wirkung der Frucht kannten auch die Cheyenne. Sie wendeten die Fruchtschalen außerdem bei Rheuma, Arthritis, Geschlechtskrankheiten, Nierenstörungen, Herzproblemen, Fieber, Tuberkulose und Ohrenschmerzen an. Die Azteken wiederum kurierten mit Kürbis Hämorrhoiden und Entzündungen.

Noch heute hat der Kürbis seinen Platz in der Volksmedizin der amerikanischen Völker. Die südamerikanischen Kallawaya legen das Fruchtfleisch auf Brandwunden und waschen Fieberkranke mit Abkochungen der Frucht. Auch Kürbisblätter sollen bei Brandwunden und Blasenschmerzen helfen. In Mexiko verabreicht man das Fruchtfleisch des Garten- und des Moschuskürbisses bei Nieren- und Blasenleiden.

Die Völker der Cherokee, Menomini, Chippewa und Catawba setzen den Kürbissamen als harntreibendes Mittel bei Blasen- und Nierenkrankheiten ein; als weitere Indikationen für Kürbissamen-Behandlung gelten Bettnässen, Schmerzen beim Harnlassen, Harnwegskrämpfe, Harngrieß und Wassersucht. Nordamerikanische Indianerinnen nehmen Kürbissamen ein, wenn ihre Regelblutung ausbleibt.

Die Zuni, ein Stamm der Pueblo-Indianer, schätzen den Kürbissamen bei Rheuma; mit einer Mischung aus Kürbisblüten und Kakteensamen behandeln sie Hautverletzungen. Ein Tee aus Kürbisblüten hilft den Mexikanern gegen Erbrechen. Gegen unliebsame Darmbewohner wie Band- und Spulwürmer essen sie die Samenkörner mit Traubenkraut und Zwiebeln.

Indianische Bräuche

Wo ein Gegenstand eine große Bedeutung einnimmt, da bilden sich entsprechende Riten und Bräuche. So geschah es auch mit dem Kürbis. Masken und Musikinstrumente der Indianer sind häufig aus Kürbissen gefertigt. Aus kleineren Früchten entstehen Rasseln, längliche Früchte werden zu Hörnern und Flöten.

Kürbisfrüchte sind wichtiger Teil der Zeremonien bei den Hopi und Navajo. Kürbis, Mais und Bohne galten bei den Irokesen als drei Schwestern, die einander liebten, auf demselben Acker wuchsen und einträchtig zusammenlebten. Zu Allerheiligen schmücken die Tzotzil in Chiapas ihren Hausaltar mit Kürbisfrüchten. Die Cherokee kennen eine Zeremonie für den Mais, bei der sie auch dem Kürbis huldigen. Mit einem Kosewort drücken die nordamerikanischen Pueblo-Indianer ihre Wertschätzung gegenüber der Fruchtbarkeit der Kürbispflanze aus: Sie nennen ihre schwangeren Frauen liebevoll scherzhaft »Pumpkin«.

Erntedankfest und »Halloween«

Die imposante Frucht beeindruckte die europäischen Einwanderer nicht wenig. Ohne Kürbis gäbe es kein Erntedankfest (»Thanksgiving Day«) und kein »Halloween«, ohne »Thanksgiving« und »Halloween« kein US-Amerika, wie wir es kennen. Das Erntedankfest ist so alt wie die Besiedlung des Kontinents durch die weißen Europäer.

Jene Pilgerväter, die mit der »Mayflower« 1620 an der nordamerikanischen Küste gelandet waren, feierten ein Jahr später ihre erste Ernte im »Neuen Land«. Ihre Nachbarn waren die Wampanoag-Indianer, die ihnen zu dem Fest Gaben brachten, mit denen sie selber ihren Göttern dankten: Truthühner, Preiselbeeren, Maiskolben und Kürbisse. Die Indianer hatten den Neusiedlern den Anbau von Kürbis und Mais beigebracht, nachdem im ersten Winter jeder zweite Auswanderer verhungert war. Dieses neue Wissen sicherte letztlich der kleinen Kolonie das Überleben. Seit 1941 wird der »Thanksgiving Day« in den USA offiziell am vierten Donnerstag im November gefeiert. Noch heute gehört Kürbis zum traditionellen Essen beim Erntedankfest; meist gibt es Kürbistorte mit Schlagsahne. Die Ironie der Geschichte: Die Wampanoag wurden von den Siedlern im Jahre 1675 ausgerottet.

»Halloween« ist eine Art amerikanische Walpurgisnacht und geht auf die Bräuche irischer Einwanderer zurück. In dieser Nacht ist Gruseln angesagt. Schon Tage zuvor höhlen die Kinder Kürbisse aus, schneiden Löcher hinein und basteln sich so Laternen mit Fratzen. Zu »Halloween« ziehen sie dann – Jack O'Lantern vor sich hertragend – von Haus zu Haus und sammeln Süßigkeiten. Wehe dem, der nichts gibt! Jack O'Lantern war ein geiziger alter Mann, der dem Teufel allerhand Streiche gespielt hatte. Als er starb, wurde er sogar von der Hölle ausgesperrt und dazu verdammt, auf ewige Zeiten mit einer Laterne auf der Erde umherzuwandeln. In der Nacht hängen die beleuchteten Fratzen an den Veranden und Fenstern. Sie sollen die Bewohner vor dem unwillkommenen Besuch des Jack O'Lantern schützen. Am Tag darauf trifft sich die ganze Familie zum traditionellen »Pumpkin Pie«, einem Kürbisgebäck. Der Name »Halloween« leitet sich ab von »All Hallows Eve«, dem Abend vor Allerheiligen.

Der Kürbis in Europa

Christoph Kolumbus entdeckte Amerika und dort – am 3. 12. 1492 – die ersten Kürbisfelder. In seinen Reiseberichten über Panama schrieb Gaspar de Espinosa im Jahre 1519 über den Kürbis: »... die Melonen der Indios, die sich dort finden, sind größer und köstlicher als die, die man in allen diesen Königreichen gesehen hat und die gebraten eher aus Fleisch erscheinen als aus Quitten ...«

Der Kürbis war das allererste Gemüse, das von Amerika nach Europa gelangte. Von dort verbreitete er sich über die ganze restliche Welt. Erst später kamen Mais, Kartoffel und Tomate in die Alte Welt. Sie sind heute nicht mehr aus der europäischen Küche wegzudenken – nur der Kürbis führt ein Schattendasein.

Immerhin gehört er auch bei uns beim Erntedankfest auf den Gabentisch. Noch fehlt er in der Hausmannsküche, aber er steht – allein schon seiner imposanten Größe und der zahlreichen Samen wegen – wie keine andere Frucht für den Reichtum und die Fruchtbarkeit der Natur.

Die Brüder Grimm ließen Aschenbrödel in einer aus einem Kürbis gezauberten Kutsche fahren. In vielen Sprachen ist Kürbis oder »Pumpkin« ein Schimpfwort für jemanden mit beschränkter Auffassungsgabe. Auch Johann Wolfgang von Goethe benutzte es in diesem Sinne: »Wer glaubst du denn zu sein, daß du mich schelten willst, du Kürbis?«

Zusammenfassung

- *Der älteste Kürbissamen ist nachweislich 14 000 Jahre alt. Damit ist der Kürbis die älteste Kulturpflanze Mexikos.*
- *Alle Völker in Nord- und Mittelamerika – sowohl die indianischen Ureinwohner als auch die Hochkulturen der Maya und Azteken – nutzten verschiedene Kürbisarten in der Küche und in der Heilkunde. Er war neben Mais und Bohnen das wichtigste Nahrungsmittel.*
- *Die Indianer nutzten alle Teile des Kürbisses in ihrer traditionellen Medizin. Bei vielen Stämmen fand er Anwendung bei Blasen- und Nierenleiden.*
- *Die europäischen Einwanderer lernten den Kürbis zu schätzen, und er wurde rasch zum Teil des Erntedankfestes.*

Die Botanik der Riesenbeere

Der Gartenkürbis – sein botanischer Name lautet *Cucurbita pepo* – gehört zur Familie der *Cucurbitaceae,* den Kürbisgewächsen. Sie umfaßt rund 850 Arten, darunter Melonen, Gurken, Zucchini, Wassermelonen und Luffaschwämme. Ihr gemeinsames Merkmal ist die Art ihres Wachstums. Es handelt sich um einjährige, krautige Pflanzen mit Stengel, die entweder am Boden entlangkriechen oder sich an Wänden und Mauern emporranken. Auf einer Pflanze blühen männliche und weibliche Blüten getrennt voneinander. Die Frucht des Gartenkürbisses reift aus einem dreiteiligen Fruchtknoten heran.

Botaniker unterscheiden 25 Arten von Kürbissen im engeren Sinne. Fünf von ihnen werden weltweit angebaut, aus ihnen gewinnt man vor allem das Kürbiskernöl. Die Früchte einiger Arten erntet man in unreifem Zustand. Der grüne Zucchino zum Beispiel ist eine noch unreife Frucht. Andere Kürbisarten dagegen essen wir erst dann, wenn sie reif sind, etwa den Gartenkürbis.

Der lateinische Name *Cucurbita* für die Kürbisse geht vermutlich auf das altindische »Carbhatah« zurück. *Pepo* kommt vom griechischen *pepon* = sonnenreif, weich. Der schwedische Naturforscher Carl von Linné brachte *Cucurbita* und *pepo* zusammen und gab damit dem Gartenkürbis seinen endgültigen Namen.

Eine Pflanze der Superlative

Trotz seiner immensen Größe zählt der Kürbis für die Botaniker erstaunlicherweise zu den Beerenfrüchten, genauso wie die Wein- oder die Johannisbeere, während z. B. die Erdbeere in dieser Einteilung keine Beere, sondern eine sogenannte Sammelnußfrucht ist. Zum Kürbis sagen die Pflanzenkundler auch Panzerbeere, denn seine äußere Schicht wächst so fest und hart, daß sie das Fruchtfleisch wie einen Panzer schützt. Die zahlreichen Samen liegen im Inneren der Beere.

Der Riesenkürbis bildet die größten Früchte. Sie können einen Durchmesser von über 40 Zentimetern erreichen und bringen bis zu 100 Kilogramm pro Frucht auf die Waage. Es gibt auch kleinere Formen. Vor allem die ungenießbaren Zierkürbisse werden kaum größer als ein Apfel, sie bestechen aber durch ihre bizarren Formen.

Hinweis

Gäbe es ein botanisches Guinessbuch der Rekorde, so wäre der Kürbis darin bestimmt mehrfach aufgeführt. Allein die Größe und das Gewicht der Früchte sind rekordverdächtig. Die Stengel schlängeln sich bis zu zehn Meter weit durch den Garten. Eine Pflanze kann im extremsten Fall eine Fläche von 80 Quadratmetern abdecken. Außerdem gibt es in der Familie der Cucurbitaceae *so viele Formen und Zwischenformen, daß diese Pflanzengruppe weltweit verbreitet ist.*

Kürbisse wachsen gern an offenen, weitläufigen Orten. Sie mögen die Sonne, und Trockenheit macht diesen Gewächsen nichts aus. Die Wassermelone etwa gedeiht in der Steppe, die weniger bekannte Naraspflanze blüht in der Wüste. Die Samen dieser Pflanze dienten früher als Ersatz für Süßmandeln. Eine verwandte Art nutzen Menschen und Tiere in der Kalahari-Wüste als Nahrung und Wasserquelle.

Die Vielfalt der Kürbisse

Der Gartenkürbis

Beim Gartenkürbis handelt es sich um eine sehr formenreiche Art. Die Pflanzenstengel, oder besser gesagt die Sproßranken, sind rauh behaart und kantig. Sie erreichen eine Länge von bis zu zehn Metern und verzweigen sich.

Als gemeinsamer Ahne aller Gartenkürbisse gilt die in Mittel- und Südamerika beheimatete Art *Cucurbita texana*. Einige Spielarten des Gartenkürbisses bilden kleine und bittere Früchte. Sie sind als Zierkürbisse sehr beliebt. Der schmackhafte Gartenkürbis blüht von Juni bis August, dann reifen die Früchte heran. Ihr Durchmesser erreicht zwischen 15 und 40 Zentimeter, und sie enthalten zahlreiche, meist weiße Samen. Es gibt sie in verschiedenen Formen und Farben, ihre Erntezeit liegt im Oktober.

Die wichtigsten Anbau- und Lieferländer sind heute die Staaten der ehemaligen Sowjetunion, die Türkei, China, Österreich, Ungarn und Mexiko. In Südtirol kultivieren die Landwirte den Gartenkürbis bis in Höhenlagen von 1 000 Metern. Auf humosem Lehmboden und bei guter Düngung gedeiht die Pflanze problemlos.

Nach den Samen lassen sich zwei Grundarten unterscheiden: Die einen haben Samen mit harter, gelblich-weißer Schale, die Schale der anderen Gruppe ist weich und grün gefärbt. Je weicher die Schale, desto beliebter ist der Samen. Die Samenkerne schmecken ölig-süßlich. Wieviele und welche Inhaltsstoffe der Samen enthält, hängt von der Sorte und Spielart des Kürbisses, vom Standort und vom Anbaujahr ab. Schlechtere Qualitäten entstehen auch dann, wenn mit unreifen oder von Insekten befallenen Samen das Angebot gestreckt wird.

Der Riesenkürbis

Auch der Riesenkürbis eroberte von Mittelamerika aus die Welt. Die Pflanzenstengel liegen am Boden an oder ranken sich an Klettermöglichkeiten hoch. Sie tragen steife Härchen und werden bis zu vier Meter lang. Männliche und weibliche Blüten stehen getrennt, aber an einer Pflanze – die Weibchen einzeln, die Männchen in Büscheln in der Blattachsel. Die gelbe Blüte hat einen Durchmesser von sieben bis zehn Zentimetern und blüht von Juni bis September. Die Früchte des Riesenkürbisses werden enorm groß und wiegen zwischen 60 und 100 Kilogramm. Ein Samenkorn ist knapp drei Zentimeter lang und etwa 1,5 Zentimeter breit. Man gewinnt aus den Samen Kürbiskernöl; die Früchte ißt man als Gemüse oder verfüttert sie an Schweine.

Einheimische Kürbispflanzen: die Zaunrüben

Kürbisse gedeihen vor allem in den subtropischen und tropischen Gebieten der Erde, aber nicht ausschließlich, denn es gibt auch bei uns heimische Kürbispflanzen, nämlich die Zaunrüben. In unseren Breiten wächst vor allem die Rotfrüchtige Zaunrübe, so genannt nach der Farbe ihrer kugeligen Beeren. Sie kam wahrscheinlich während der Römerzeit nach Germanien. Die Schwarzfrüchtige Zaunrübe ist weniger verbreitet. Beide blühen von Juni bis September und fühlen sich auf Brachflächen, in Hecken und an Zäunen wohl. Speziell an letzteren droht sie, dem Gärtner über den Kopf zu wachsen. Wie alle anderen Kürbispflanzen, macht sie sich breit, indem sie sich lang macht. Dem ausgedehnten Wurzelgeflecht der Zaunrübe ist kaum beizukommen.

Die Rotbeerige Zaunrübe heißt im Volksmund auch Gichtrübe, denn man verwendete sie früher zur Behandlung der Gicht. Allerdings löst die Zaunrübe üble Nebenwirkungen aus. Äußerlich aufgetragen verursacht der Beerensaft Hautreizungen; es bilden sich Blasen, die sich entzünden und zu einer Nekrose (Absterben von Gewebe) führen können. Innerlich angewendet wirkt der Saft als Abführmittel. Allerdings ist auch hier große Vorsicht angesagt, denn die Gifte der Wurzel verursachen kolikartige Schmerzen und schlimme Krämpfe. Im harmlosen Fall klagt der Patient über Übelkeit und Erbrechen, im Extremfall löst sie Schwindel, Krämpfe und Lähmungserscheinungen aus bis hin zum Kreislaufkollaps und zur tödlichen Atemlähmung. Mancherorts heißt die Pflanze deswegen auch Rasrübe.

Der Moschuskürbis

Er verdankt seinen Namen den großen, meist länglichen Früchten mit ihrem stark nach Moschus riechenden Fruchtfleisch, das auch so schmeckt. Die Außenhaut der Frucht trägt warzenförmige Strukturen. Der Moschuskürbis mag sehr viel Wärme.

Gurke, Melone und Wassermelone

Die Wildform unserer *Gurke* ist am Fuße des Himalaja zu Hause, ihr Fruchtfleisch schmeckt sehr bitter. Zunächst kultivierten indische Bauern die Gurke; von dort gelangte sie sehr schnell nach Westen und später auch in den Fernen Osten.

Die *Melone* stammt ursprünglich aus dem tropischen Afrika und gelangte von dort nach Asien, wo sie derart gute Bedingungen vorfand, daß sehr viele Spielarten und Varianten entstanden. Als Heimat der Dessertmelone gilt deshalb Mittel- und Vorderasien. Heute werden Melonen in den gemäßigten Regionen der ganzen Welt angebaut und vermarktet. Am feinsten schmeckt die Zard-Melone.

Der *Wassermelone* erging es wie der Melone. Ihre Heimat liegt im tropischen Teil Südafrikas, ihre zahlreichen Varianten bildeten sich aber erst in Indien.

Kalabasse und Luffaschwamm

Kürbis kann man nicht nur essen. Die äußere Schicht des *Flaschenkürbisses* verholzt bei der Reife. Kratzt man das schwammige Fruchtfleisch und die Kerne heraus, so hat man eine wasserundurchlässige Hülle, die man als Kalebasse oder Napf benutzen kann. Zur traditionellen Musik vieler Völker gehören Rasseln aus der Kürbishülle. In manchen Regionen wird der Flaschenkürbis als Gemüse verzehrt.

Auch die Früchte der *Schwamm-* oder *Luffagurke* lassen sich vielseitig verwenden. Japaner essen die jungen Früchte wie Gurken. Die länglichen Früchte bestimmter Luffa-Arten werden getrocknet und dann mehrere Tage lang in Wasser gelagert, um die Außenschicht, das Fruchtfleisch und die Samen auszuwaschen. Zurück bleibt das stark entwickelte Gefäßnetz der Früchte, das als natürlich nachwachsender Rohstoff für Schwämme, Frottierlappen und Einlegesohlen dient. Luffaschwämme sind außerdem sehr beliebt als Badeschwamm zur Hautpflege.

Kürbisse zur Ölgewinnung

Von den 25 Kürbis-Arten im engeren Sinn werden weltweit fünf zur Ölgewinnung angebaut. Es sind genau die Arten, die bereits die Indianer kultiviert hatten: Riesen-, Garten- und Moschuskürbis, ferner Ayote und Feigenblattkürbis. Die wichtigsten Anbaugebiete liegen in China, Rumänien, Ägypten, Argentinien, der Türkei, Italien, Japan und Syrien. Diese Länder erzeugen jährlich über 200 000 Tonnen Kürbis, den sie weltweit exportieren.

Zusammenfassung

- *Botaniker unterscheiden rund 850 Kürbisarten, die weltweit verbreitet sind.*
- *Den Gartenkürbis –* Cucurbita pepo *– gibt es in zahlreichen Formen.*
- *Die Früchte vom Riesenkürbis bringen bis zu 100 Kilogramm auf die Waage.*
- *Die Zaunrüben sind unsere einheimischen Kürbisarten.*

Der Kürbis in der Volksmedizin

Die indianischen Völker nutzen die medizinischen Wirkungen des Kürbisses für viele Zwecke. In den letzten Jahren erbrachten Ärzte und Forscher den wissenschaftlichen Nachweis, daß *Cucurbita pepo* tatsächlich hilft. Das gilt vor allem für die folgenden Anwendungen:

- Erkrankungen der Blase und der Harnwege,
- Bekämpfung von parasitischen Würmern im Darm,
- als Abführmittel bei Verstopfung.

Für alle weiteren Wirkungen liegen zwar jahrhundertealte Erfahrungen vor, der wissenschaftliche Beweis steht jedoch noch aus.

Kürbisse in der europäischen Volksmedizin

Seit der Antike taucht der Kürbis immer wieder in medizinischen Abhandlungen auf. Schon Hippokrates (um 460 bis 375 v. Chr.) erwähnte in seinen Schriften Heilpflanzen, deren Beschreibung zu einigen Kürbisarten paßt. Auch die mittelalterlichen Klostermediziner kannten und nutzten die europäischen Verwandten des Kürbisses. Die große Gelehrte des Mittelalters, die Äbtissin Hildegard von Bingen (1098–1179), muß melonenartige Varianten gekannt haben. In ihrer naturwissenschaftlichen Schrift »Physica« empfahl sie Gesunden und Kranken, reichlich Kürbis zu verzehren. Da er reichlich Mineralien, Vitamine sowie Kalium enthält und zudem nur wenig Nährstoffe liefert, gehört Kürbisfleisch zu jeder Diät und Abmagerungskur. Mit seiner wassertreibenden Wirkung entlastet der Kürbis Nieren und Herz und senkt außerdem den Blutdruck. Hildegard von Bingen empfahl, abends Kürbissamen zu kauen, denn der Samen reguliert den Schließmuskel der Blase – und das sorgt für eine ruhige Nacht.

Der Kürbissamen muß früher viel genutzt worden sein. Eine Apotheke in Lüneburg führte 1475 einen Vorrat an Kürbissamen. Doch auch dabei kann es sich kaum um die Samen des Gartenkürbisses gehandelt haben, denn noch wußte niemand von der Existenz Amerikas – erst 22 Jahre später entdeckte Christoph Kolumbus die indianischen Kürbisfelder.

Der Verzehr von Kürbis geschah nicht ohne Risiken und Nebenwirkungen. So warnte der große Botaniker und Mediziner Leonhart Fuchs in seinem 1542 erschienenen »New Kreütterbuch«: Wenn die Gier zu groß sei und man zuviel Kürbis verspeist habe, dann »leschen sie den menschlichen Samen auß und machen Unlust zu ehelichen Werken«. Der Kürbissamen zählte neben dem von Gurke, Melone und Wassermelone zu den vier kalten Samen. Diese sogenannten *semina frigida majora* kühlen die Lebensglut und verringern die Samenproduktion des Mannes. Zu diesem Zweck schluckten noch vor 100 Jahren die Männer eifrig Kürbissamen. Leonhart Fuchs lobte aber auch die erfolgreiche Bekämpfung von Bandwürmern mit Kürbissamen.

1830 hieß es in einer Abhandlung über Kürbisse, ihr Fleisch sei eßbar, wenn teilweise auch bitter. Von den Indianern sei bekannt, daß sie Kürbis als Gemüse lieben und daß das Fruchtfleisch mit Milch zu einem Brei gekocht werden könne. 100 Jahre später erwähnte ein Handbuch für Apotheken den Kürbissamen ebenfalls als geeignetes Mittel gegen Bandwürmer. Im Vorderen Orient und in Rußland wurden die Kürbiskerne schon immer als unbedenkliches und vor allem gut wirksames Wurmmittel benutzt.

Homöopathisch orientierte Ärzte empfahlen Kürbissamen gegen Übelkeit und Erbrechen in der Schwangerschaft.

Kürbis kontra Wurm

Würmer und andere Darmparasiten plagten die Menschen viele Jahrhunderte lang. Abhilfe schuf erst die verbesserte Hygiene unserer Zeit. Dennoch hatten viele von uns als Kinder zeitweilig Spul- oder Madenwürmer. Deren Eier werden mit Staub, Wäsche oder Kleidung weitergegeben, im Dünndarm entwickeln sich aus ihnen erst Larven und dann die ausgewachsenen Würmer, die durch den Dickdarm nach außen wandern und dort ihre Eier ablegen.

Die meisten Würmer sind eher harmlos und richten kaum Schaden an. Dennoch sitzen sie im Darm und essen eifrig mit, was in Notzeiten oder bei schwerem Befall Mangelzustände und Hungersymptome auslösen kann. Gute Anti-Wurm-Mittel waren deshalb immer gefragt. Heilkundler und Ärzte gaben Kürbiskerne gern als Abführmittel. Ein Rezept aus früherer Zeit lautet: *»Kürbiskerne einweichen, stampfen oder pürieren. Mit Milch und Preiselbeeren zu einem Brei rühren und diesen Brei morgens auf nüchternen Magen essen. Zwei bis fünf Stunden später Rhizinus oder Bittersalz geben. Kinder sollen 200 bis 400 Gramm Kürbissamen nehmen, Erwachsene 400 bis 700 Gramm.«* Diese Zubereitung wirkt, und zwar heftig. Die Würmer sind weg, aber der Patient liegt wegen des radikalen Abführens mit einem völlig geschwächten Kreislauf darnieder. Man kann diese Methode ohne weiteres als Roßkur bezeichnen, und das macht verständlich, weshalb Kürbiskerne als Wurmmittel bei uns keinerlei Bedeutung mehr haben. Ein Mediziner formulierte treffend, daß die benötigte Tagesdosis »weder dem Wurm noch dem Wirt behage«. Andere moderne Anti-Wurm-Mittel helfen genauso sicher, aber sanft, und sind gut verträglich.

In den Ländern der Dritten Welt ist Kürbissamen noch heute das Mittel der Wahl. Wurmkrankheiten sind dort alltäglich, und Kürbissamen ist preiswert, wirksam und jedermann zugänglich. Er hilft bei Bandwürmern und wird auch gegen die weitverbreitete Bilharziose eingesetzt. Ihr Erreger ist ein Wurm, der beim Baden, Wasserholen oder Fischen in die Haut eindringt, durch den Körper wandert und sich schließlich in der Harnblase oder der Prostata festsetzt.

Es kommt zu akuten, später chronischen Entzündungen. Neuere Versuche bestätigen, daß Auszüge aus dem Kürbissamen gegen den Bilharziose-Erreger helfen.

Kürbis gegen Diabetes und Viren?

Die Wirkungsbreite des Kürbisses ist noch längst nicht vollständig bekannt. Altbewährte Anwendungen werden wiederentdeckt, neue Erkenntnisse kommen hinzu. So gelang einigen Wissenschaftlern der Nachweis dafür, daß der Fruchtsaft einer bestimmten Kürbisart *(Cucurbita folia)* den Blutzuckerspiegel senkt. Kürbis gegen Diabetes? Für die traditionelle chinesische Medizin wäre das keine Überraschung.

Hinweis

Die chinesische Lehre von den Fünf Elementen ordnet den Kürbis dem Element Erde zu, zu dem auch der Funktionskreis Milz und Bauchspeicheldrüse gehört. Hier kennt man also die medizinischen Zusammenhänge zwischen Kürbisfrucht und Bauchspeicheldrüse, dem für den Blutzuckerspiegel verantwortlichen Organ.

Kritiker warnen allerdings vor falschen Schlüssen. Kürbis treibt den Harn und damit scheidet der Körper auch mehr Zucker über die Nieren aus. Die Folge: Der Blutzuckerspiegel fällt ab, die Zuckerkrankheit besteht allerdings nach wie vor.

Auch auf anderen medizinischen Feldern erforschen die Ärzte eifrig den Kürbissamen. Der Gartenkürbis enthält ein bestimmtes Eiweiß, das sogenannte Peponin, das kürzlich isoliert und identifiziert wurde. Dieses Eiweiß hemmt die Vermehrung des Aids-Erregers, des HI-Virus. Er befällt weniger Abwehrzellen, und die Krankheit verläuft langsamer.

Die Inhaltsstoffe der Kürbissamen

Der Gehalt an Wirkstoffen im Kürbissamen unterliegt natürlichen Schwankungen, mal enthält er mehr, mal weniger der medizinisch bedeutsamen Bestandteile. Das hängt von den Umweltbedingungen ab, vom Wachstum der Pflanze selbst sowie von den Gegebenheiten bei Ernte und Lagerung. Klima, Boden, Pflanzenschutzmittel sind einige der Variablen dabei. Die angegebenen Werte können deshalb nur Durchschnittswerte sein.

Die Inhaltsstoffe der anderen zur Ölgewinnung angebauten Kürbisarten, darunter der Riesenkürbis und der Moschuskürbis, entsprechen denen des Gartenkürbisses. Allerdings kann in den Samen des Riesenkürbisses der Cucurbitin-Gehalt bis auf 1,9 Prozent des Gesamtgewichts steigen, was ein Vielfaches des Gehalts beim Gartenkürbis-Samen ist.

Cucurbitin

Alle Kürbisse enthalten Cucurbitin, daher leitet sich auch ihr botanischer Name ab. Es ist eine seltene Aminosäure, die gegen

Inhaltsstoffe vom Samenöl des Gartenkürbis (Cucurbita pepo)

Inhaltsstoff	Zusammensetzung	Gewicht in %
Fettes Öl		*35 – 53*
	Ungesättigte Fettsäuren:	
	Linolsäure	*35 – 68*
	Ölsäure	*15 – 48*
	Linolensäure	*0,2 – 5*
	Arachidonsäure	*0,3*
	Eicosensäure	
	Gesättigte Fettsäuren:	
	Palmitinsäure	*14 – 15*
	Stearinsäure	*2 – 7*
Eiweiß		*25 – 42*

Inhaltsstoff	Zusammensetzung	Gewicht in %
Kohlenhydrate		*6 – 10*
Rohfasern		*4 – 6*
Phytosterole		*1*
Phosphatid		*0,7 – 0,9*
Cucurbitin		*0,2 – 0,7*
Spuren-elemente	*Mangan, Kupfer, Zink, Selen (0,5 µg/g Samen)*	
Vitamine	*Vitamin E (Tocopherol)*	
	Beta-Carotin	

Würmer hilft. Aminosäuren sind die Bausteine der Eiweiße. Zur Behandlung von Madenwürmern bei Kindern gibt man täglich zehn bis 14 Kürbiskerne. Die Würmer werden dann mit dem Stuhl ausgeschieden. Bei Bandwürmern muß man zu aggressiveren Methoden greifen.

Phytosterole

Sie kommen in allen höheren Pflanzen vor und ähneln sehr stark dem Cholesterol. Die Sterole bauen zusammen mit den sogenannten Phospholipiden – bestimmten Fettstoffen – die Zellmembran auf. Jede Zelle, ob tierisch oder pflanzlich, ist von ihr umgeben. Sie verleiht der Zelle Stabilität und kontrolliert die Stoffe, die in die Zelle hinein- und wieder herausbefördert werden.

Die Biochemiker unterscheiden zahlreiche Sterole, die sich allerdings nur geringfügig voneinander unterscheiden. Im Kürbiskernöl findet man unter anderem das Beta-Sitosterol. Es ist deshalb erwähnenswert, weil es die Aufnahme von Cholesterin in die Zelle hemmt.

Hinweis

In einer ausreichend hohen Dosis – dreimal täglich drei Gramm – erniedrigt Beta-Sitosterol den Cholesterinspiegel im Blut. In wesentlich geringeren Mengen lindert es Beschwerden der Prostata. Dafür reichen bereits 50 Milligramm am Tag, das ist ein 180stel der erforderlichen Menge als Cholesterinsenker.

Fette Öle und ungesättigte Fettsäuren

Mit dem Begriff »Fette Öle« meint der Chemiker Fette, die bei Raumtemperatur flüssig sind, und grenzt sie so ab gegen halbfeste Fette, wie zum Beispiel Butter oder Schweinefett, und starre Fette, etwa Talg. Öl bezeichnet lediglich einen Zustand, nämlich flüssig, und hat zunächst nichts mit der chemischen Struktur zu tun. Diese wird vom Fett bestimmt. Alle Fette setzen sich nach dem gleichen Bauprinzip zusammen: Drei Fettsäuren binden an ein Glyzerinmolekül.

Pflanzen synthetisieren überwiegend ungesättigte Fettsäuren. Ungesättigte Fettsäuren sind meist lange Ketten mit einer besonderen Art der chemischen Bindung, der sogenannten Doppelbindung, die Pflanzenöle viel wertvoller als tierische Fette macht.

Ein Defizit an essentiellen Fettsäuren äußert sich bei jungen Tieren durch typische Mangelsymptome: Hautveränderungen, veränderte Durchlässigkeit der Blutgefäße und Herz-Kreislauf-Erkrankungen. In den Körperzellen verändern sich die sogenannten Mitochondrien. Das sind unsere kleinen Kraftwerke, die den eingeatmeten Sauerstoff in Energie umsetzen.

Hinweis

Unser Körper kann ungesättigte Fettsäuren nicht selber bilden, wir müssen sie mit der Nahrung aufnehmen. Deshalb nennt man sie auch essentielle Fettsäuren.

Essentielle Fettsäuren spielen eine wesentliche Rolle bei der Bildung von Prostaglandinen, Leukotrienen und Thromboxanen – hormonähnlichen Stoffen, die bei Bedarf vor Ort entstehen, eine schnelle Reaktion bewirken und wieder schnell zerfallen.

- Bestimmte *Prostaglandine* lösen Schmerzen, Entzündungen und Fieber aus. Andere regeln die Spannung der glatten Muskulatur und des Herz-Kreislauf-Systems, drosseln die Sekretion von Magensaft und regen den Darm an.

- *Leukotriene* spielen eine entscheidende Rolle bei Allergien, Immunreaktionen und Hautentzündungen.

- *Thromboxane* regulieren den Blutfluß und die Blutgerinnung.

Essentielle Fettsäuren senken den Cholesterinspiegel im Blut, besonders den Anteil des schädlichen LDL-Cholesterins. Sie wirken damit einer Arteriosklerose entgegen und schützen vor Herzinfarkt sowie Schlaganfall.

Vitamin E (Tocopherol)

Vitamin E gehört zu den fettlöslichen Vitaminen und ist reichlich in Pflanzenölen sowie in Nüssen vorhanden. Mangelerscheinungen treten kaum auf; und wenn, dann eigentlich nur als Begleitsymptome anderer schwerer Krankheiten, bei denen die Aufnahme der Nährstoffe im Darm gestört ist. Als Symptome treten auf: Störungen der Fruchtbarkeit, Abbau der Muskulatur, Blutarmut und Schäden im Herz-Kreislauf-System.

Vitamin E wird fast immer den pflanzlichen Ölen zugesetzt. Es verhindert die Reaktion der Fettsäuren mit Luftsauerstoff, was wir als Ranzigwerden kennen. Im Körper wirkt Vitamin E als Antioxydans, das heißt, es wirkt den schädlichen Auswirkungen der sogenannten »Freien Radikalen« entgegen, äußerst aggressiven Teilchen, die bei bestimmten Stoffwechselreaktionen entstehen. Vor allem die Zellmembranen profitieren von diesem Schutz.

In den letzten Jahren haben Mediziner und Ernährungswissenschaftler das Vitamin E als Nahrungsergänzung empfohlen. Der Mensch verträgt hohe Dosen des Vitamins scheinbar ohne Störungen, zumindest liegen keine medizinischen Befunde dafür vor. Andererseits gibt es auch keinen Beweis dafür, daß eine Vitamin-E-Zugabe Krankheiten abwehrt oder den natürlichen Alterungsvorgang verlangsamt.

Selen

Auch Selen schützt die Zellmembranen vor dem Angriff der Freien Radikalen. Ebenso wie Vitamin E ist es ein Antioxydans. Beide sind für unsere Gesundheit unverzichtbar, keines kann das andere vertreten. Allerdings ist bei Selen der Spielraum zwischen Mangel und schädlichem Zuviel sehr eng. Zuviel Selen hemmt die Aktivität eines Enzyms, das letztlich die Zellmembranen vor der Zerstörung durch sogenannte Peroxide schützt. Peroxide entstehen beim Fettsäurestoffwechsel.

Man geht heute davon aus, daß Selen vor Einflüssen schützt, die das Altern beschleunigen, den Herzmuskel schädigen und die Krebsentstehung begünstigen. Neben Kürbiskernen gilt Knoblauch als gute Selenquelle. Ferner liefern auch Roggen, Hafer und Reis vergleichbare Mengen.

Cucurbitacine

Die Cucurbitacine sind giftige Bitterstoffe. Alle Teile des Kürbisses – Kraut, Frucht und Wurzel – enthalten Cucurbitacine, nur der Samenkern nicht, denn die Pflanze bildet diese Stoffe erst mit der Keimung. Neben den Kürbisgewächsen findet man Cucurbitacine auch bei Kreuz- und Rachenblütlern sowie bei Begonien. Die Substanzen sind chemische Verwandte der Sexual- und anderer Hormone sowie der Phytosterole. Cucurbitacine schmecken nicht nur bitter, sondern sie reizen auch die Schleimhäute des Magens und des Darms. Früher nutzte man die cucurbitacinreiche Zaunrübe als Brech- und Abführmittel. Allerdings haben diese Stoffe Nebenwirkungen, die im schlimmsten Fall bis zum Kreislaufkollaps und Tod durch Atemlähmung führen können. Bis vor einigen Jahren kamen immer wieder Vergiftungen von Tieren nach dem Genuß von bitteren Wassermelonen oder bestimmten Kürbissen vor. In hohen Dosen wurde eine Anti-Tumor-Aktivität beobachtet. Allerdings schränkt ihre Giftigkeit die Anwendung in der Krebstherapie erheblich ein.

Die Früchte des Gartenkürbisses enthalten relativ wenig Cucurbitacine, weswegen wir sie auch unbekümmert genießen dürfen.

Zusammenfassung

- *Die seltene Aminosäure Cucurbitin vertreibt Darmparasiten.*
- *Phytosterole ähneln dem Cholesterol. Speziell das Beta-Sitosterol lindert Beschwerden bei einer vergrößerten Prostata.*
- *Das Samenöl enthält reichlich hochwertige, mehrfach ungesättigte Fettsäuren.*
- *Vitamin E wirkt als Antioxydans.*
- *Das Spurenelement Selen schützt vor Krebserkrankungen.*
- *Cucurbitacine sind giftige Bitterstoffe. Alle Teile des Kürbisses mit Ausnahme der Samen enthalten diese Stoffe.*

Männersache Prostata

Der Kürbissamen wird vor allem bei Störungen des sogenannten Urogenitaltraktes eingesetzt. Zu ihm gehören Nieren, Harnwege, Blase, die Prostata des Mannes sowie alle Geschlechtsorgane. Entsprechend hilft der Kürbis bei Störungen des Harnlassens, sei es ein ungewolltes Tröpfeln, oder seien es Schmerzen. Er beruhigt eine Reizblase, lindert die Folgen einer gutartigen Prostatavergrößerung und wirkt Infektionen der Harnwege entgegen.

Die Prostata in guten Zeiten

Die Prostata oder Vorsteherdrüse ist eine kastaniengroße Drüse und gehört zum Geschlechtsapparat des Mannes. Sie liegt am Blasenausgang, umgibt den Anfangsteil der Harnröhre und besteht aus etwa 30 bis 50 kleinen Drüsenschläuchen, elastischen Fasern, glatter Muskulatur und Bindegewebe. An der Basis ist sie mit der Harnröhre und den Samenbläschen verbunden. Die Prostata verschließt die Samenwege sowie die Drüsengänge gegen die Harnröhre und verhindert, daß Harn in Bereiche vordringt, in denen er nichts zu suchen hat. Umgekehrt verschließt sie während der Ejakulation die Harnröhre gegen die Harnblase. Es ist so nicht möglich, daß mit dem Sperma Harn abgeht. Hoden und Nebenhoden durchziehen die Prostata mit einem kleinen Kanal.

Die Vorsteherdrüse bildet ein milchig-schleimiges alkalisches Sekret. Beim Samenerguß vermischt sich das Sekret mit dem Ejakulat. Es stimuliert die Samenbewegungen, die Samen bekommen praktisch noch einen Schub mit auf den Weg. Zum anderen neutralisiert das Sekret das saure Milieu in der Scheide, mit dem diese sich vor unerwünschten Eindringlingen schützt. Ohne das Sekret im Ejakulat würden die Samen die Passage durch die Scheide gar nicht überleben können.

Normalerweise nimmt ein Mann die Prostata überhaupt nicht wahr. Sie erfüllt ihre Aufgaben wie die anderen Organe auch. Erst mit dem Alter, oder wenn die Drüse Schäden aufweist, spürt der Mann, daß er sie hat. Es treten Beschwerden auf.

Die Prostata in schlechten Zeiten

Zwischen dem 40. und 60. Lebensjahr spüren viele Männer ihre Prostata. Der Drüsenkörper vergrößert sich und bildet mehr Drüsen- und sogenannte Stromazellen als in den Jahren zuvor. Dieser Prozeß zieht sich über Jahre hin, verläuft sehr langsam und ist nicht etwa krankhaft, sondern gehört zum normalen Älterwerden. Die Ärzte benutzen für diese gutartige Vergrößerung der Prostata mehrere Fachausdrücke: Prostatahyperplasie, benigne Prostatavergrößerung (abgekürzt BPH) oder gutartiges Prostata-Adenom. Je größer die Prostata wächst, desto eher klagt der betroffene Mann über die Symptome dieser Wucherung. Der Weg führt meist dann zum Arzt, wenn ein normales Wasserlassen nicht mehr möglich ist, weil die Prostata den Blasenausgang einengt.

Symptome einer stark vergrösserten Prostata

- *Häufiger Harndrang während des Tages, ohne daß mehr Harn ausgeschieden wird*
- *Bedürfnis, nachts mehrmals die Blase zu entleeren*
- *Verzögerter Beginn des Harnabflusses*
- *Schwacher Harnstrahl*
- *Harntröpfeln vor und nach dem Harnlassen*
- *Brennen beim Harnlassen*
- *Starke Schmerzen bis zur Unmöglichkeit der Blasenentleerung*
- *Blutung beim Harnlassen*

In seltenen Fällen kann die Prostatavergrößerung den Mann sogar unfruchtbar machen. Die Unfruchtbarkeit hat aber keine Auswirkungen auf die Potenz. Der Mann »kann« sehr wohl; was er nicht mehr kann, ist ein Kind zeugen.

Warum vergrößert sich die Prostata überhaupt? In einer normal großen Prostata gibt es doppelt so viele Stromazellen wie Epithelzellen. Bei einer gutartigen Prostatavergrößerung (BPH) verschiebt sich dieses Verhältnis: Bis zu fünf Stromazellen kommen dann auf eine Epithelzelle. Dabei spielt das Hormon Testosteron eine wesentliche Rolle. Es wird in der Prostata in das biologisch sehr aktive sogenannte Dihydrotestosteron (DHT) umgewandelt, das wiederum bis zu zehnmal stärker an die Drüsenzellen bindet als das Testosteron. Die Ankoppelung des DHT an die Prostatazelle spornt die Zelle an, sich zu teilen, und die Drüse wird größer. Die DHT-Werte betroffener Männer liegen häufig um das Vier- bis Sechsfache höher als normal.

Männer mit gutartiger Prostatavergrößerung

Alter	*Anteil der Männer mit BPH*
30 – 40 Jahre	*weniger als 10 %*
40 – 50 Jahre	*25 %*
50 – 60 Jahre	*50 %*
60 – 70 Jahre	*75 %*
80 – 90 Jahre	*80 %*

Stadien der gutartigen Prostatavergrößerung

Stadium I	*Keine Beschwerden, mehr oder weniger ausgeprägte Vergrößerung der Prostata*
Stadium II	*Gelegentliche Probleme beim Wasserlassen, Prostata etwa wie in Stadium I*
Stadium III	*Ständige Beschwerden, in der Blase bleibt stets Restharn zurück*
Stadium IV	*Es kommt zur Rückstauung des Harns bis hoch zu den Nieren*

Treten noch andere Faktoren hinzu, wird es schmerzhaft: Es können eine Erhöhung der Muskelspannung, Ödeme, Entzündungen der Prostata und Infarkt durch Gefäßverschluß sein. Auch die augenblickliche Stimmung und andere seelische Faktoren beeinflussen das Wohlbefinden des alternden Mannes.

Insgesamt suchen in Deutschland jährlich 1,7 Millionen Männer mit einer Prostatavergrößerung den Arzt auf. Zwei von drei Männern werden im Laufe ihres Lebens deswegen behandelt. Die Ärzte unterscheiden vier Stadien der Prostatavergrößerung.

In den Stadien I bis III reicht eine Behandlung mit Medikamenten. Hier können Kürbiskerne als wirksame und nebenwirkungsfreie pflanzliche Arznei genommen werden. Generell sind Pflanzenmedikamente bei gleicher Wirksamkeit den chemischen Arzneien in Sachen Nebenwirkungen und im Preis deutlich überlegen. Im Stadium IV muß operiert werden.

Die gutartige Prostatavergrößerung gehört zum normalen Alterungsvorgang des Mannes. Von vier betroffenen Männern hat nur einer Beschwerden. Von den Männern, die Beschwerden haben, benötigt wiederum nur jeder vierte eine Operation.

Prostatakrebs

Wenn Männer an Krebs sterben, dann ist es am häufigsten Prostatakrebs. Man schätzt, daß zwischen zehn und 20 Prozent aller Männer über 50 Jahren eine bösartige Wucherung in der Vorsteherdrüse entwickeln. Die Häufigkeit steigt mit dem Alter. Die Ärzte unterscheiden zwei Krebsformen. Die eine wuchert schnell und aggressiv und bildet schon früh Tochtergeschwülste vor allem in der Wirbelsäule und im Becken. Die andere Form wächst überaus langsam. Man kann häufig sogar von einem ruhenden Krebs sprechen. Untersuchungen ergaben, daß jeder vierte Mann über 50 Jahren einen solchen Krebskeim in seiner Prostata trägt. Männer, die über 90 Jahre alt werden, tragen fast alle ein solches bösartiges Geschwür in der Drüse. Weil dieser Krebs derart langsam wächst, sterben die betroffenen Männer meist an anderen Krankheiten.

Im Frühstadium treten kaum Symptome auf. Erst wenn die Krankheit fortgeschritten ist, macht sich der Krebs bemerkbar: durch häufiges Wasserlassen in der Nacht, Restharnbildung (weil sich die Blase beim Harnlassen nicht mehr vollständig entleert, bleibt eine Restharnmenge zurück), Harnvergiftung (Urämie), Hämaturie (Blutharnen) und Hämospermie (Blutsperma).

Der Prostatakrebs verläuft lange Zeit völlig symptomlos. Ein erfahrener Arzt ertastet verdächtige Stellen. Männer sollten deshalb ab ihrem 45. Lebensjahr regelmäßig zur Krebsvorsorgeuntersuchung gehen. Die Heilungschancen sind bei frühzeitiger Erkennung hoch.

Wie und wann hilft Kürbiskernöl?

Kürbiskerne nahmen in der Volksmedizin bei der Behandlung von Prostatabeschwerden schon immer ihren festen Platz ein. In Gegenden, wo das Knabbern von Kürbissamen traditionell weitverbreitet ist, treten Prostatabeschwerden seltener auf. Unzählige, durchweg positive Erfahrungsberichte dokumentieren die Wirksamkeit des Samens. Reife getrocknete Samen können bedenkenlos bei einer gutartigen Prostatavergrößerung in den Stadien I und II angewandt werden. Die empfohlene Tagesdosis liegt bei 10 Gramm zerkleinerten Samen. In den Apotheken gibt es auch standardisierte Fertigarzneien, entweder nur mit Kürbiskernöl oder kombiniert mit anderen Pflanzenpräparaten. Risiken und Nebenwirkungen sind nicht bekannt.

Tip

Bevor Sie zu Medikamenten greifen, gehen Sie bitte erst zum Arzt. Wenn Sie bereits Beschwerden haben, muß die ärztliche Untersuchung eine ernsthafte Erkrankung ausschließen. Nur wenn Sie tatsächlich lediglich unter einer altersbedingten gutartigen Vergrößerung der Prostata leiden, können Sie ohne Einschränkung Kürbiskernpräparate verwenden.

Niemand zweifelt mehr die Wirksamkeit von Kürbiskernextrakt bei einer gutartigen Prostatavergrößerung (BPH) an, sie ist mittlerweile auch wissenschaftlich einwandfrei bewiesen. Die Ärzte beobachteten bei Versuchen mit betroffenen Patienten auf biochemischer Ebene eine Verbesserung. So nahm die Konzentration des Dihydrotestosterons (DHT) ab. Diese Substanz bringt die Drüsenzellen dazu, sich zu teilen. Auch andere für die BPH charakteristische Stoffe nahmen in der Konzentration ab. Parallel dazu erfreuten sich die Patienten einer besseren Gesundheit, die Symptome ließen nach.

Viele Arzneimittel, die heute bei der Behandlung von frühen Stadien der Prostatavergrößerung eingesetzt werden, enthalten Extrakte der Kürbissamen. Von den Inhaltsstoffen im Kürbissamen gelten die Phytosterole, insbesondere das Beta-Sitosterol, als wichtigste Wirkstoffe. Unter ihrem Einfluß sinkt die Konzentration des Dihydrotestosterons (DHT) in der Prostata. Die Schwellung geht zurück und der Harn leichter ab. Vergleichbar wirkt das Delta-7-Sterol. Allerdings wirkt es nicht mehr auf bereits abgeschlossene Zellteilungen, die Prostata wird also nicht kleiner. Man kann aber sehr wohl mit Kürbiskernpräparaten einer Prostatavergrößerung vorbeugen oder sie zumindest eindämmen. Die anderen Inhaltsstoffe des Kürbisses unterstützen zusätzlich die Blasenfunktion.

Kürbissamen bessern die Beschwerden bei einer vergrößerten Prostata. Weil sie aber die Vergrößerung selbst nicht beheben, sollten Sie regelmäßig den Arzt aufsuchen. Nur er kann ein schleichendes Fortschreiten der Erkrankung rechtzeitig erkennen.

Dosierung und Art der Anwendung

Empfohlen werden morgens und abends ein bis zwei gehäufte Eßlöffel Kürbissamen, das entspricht 15 bis 30 Gramm. Sie können die Samen ganz oder zerkleinert mit viel Flüssigkeit einnehmen. Auch nach Monaten treten keine Nebenwirkungen auf.

Weitere Heilpflanzen mit positiver Wirkung auf die Prostata

Nicht nur das Kürbiskernöl verbessert die Beschwerden einer gutartigen Prostatavergrößerung. Weil mehrere Faktoren zusammenwirken müssen, empfehlen die Ärzte eher Kombinationen aus verschiedenen Heilpflanzen. Bei jeder der einzelnen Drogen steht ein anderer Wirkungsmechanismus im Vordergrund, in ihrer Gesamtheit helfen sie dem Patienten. In der Bundesrepublik verschreiben die Ärzte hauptsächlich solche Kombinationspräparate. Sie enthalten meist Kürbissamen, Zwergpalmenfrüchte, Brennesselwurzel, Roggenpollen und dazu ein Gemisch aus verschiedenen pflanzlichen Sterolen.

Brennessel

Die große Brennessel – *Urtica dioica* – wird bis zu 1,5 Meter hoch, die kleine Brennessel – *Urtica urens* – ist nur einjährig. Brennnesseln wachsen überall: auf Kulturflächen und Ödland, in Auwäldern und an Flußufern, sie gedeihen in Europa, Asien und Afrika. Nur wenige wissen, daß man aus Brennesseln einen Kräutertee zubereiten kann. Die Brennesselwurzel hilft bei Prostatabeschwerden. Sie enthält das Sterol Beta-Sitosterol, dessen hemmende Wirkung wir schon vom Kürbis kennen.

Ein wäßriger Extrakt der Brennesselwurzel beeinflußt den Stoffwechsel der Sexualhormone, was auf die Prostata günstig wirkt. Die Harnmenge erhöht sich. Bei Versuchen hatten sich nach sechs Monaten bei 90 Prozent aller Patienten die Beschwerden deutlich gebessert. Die empfohlene Tagesdosis liegt bei vier Gramm.

Roggenpollen

Obwohl Blütenpollen des Roggens seit vielen Jahren als Prostatamittel erfolgreich verwendet werden, fehlten lange Zeit klinische Dokumentationen darüber. Außerdem waren die Präparate auf dem Markt höchst unterschiedlich. Mittlerweile gibt es standardisierte Arzneien, und die Forscher entschlüsselten die Wirkungsmechanismen des Pollenextrakts. Er bremst das Wachstum des Drüsengewebes und stärkt die glatte Blasenmuskulatur. Bei so behandelten Männern verkleinerte sich die Prostata, und es blieb weniger Restharn in der Blase zurück. Im Laborversuch verringerte ein fettlöslicher Extrakt aus den Pollen die Konzentration des DHT. Gleichzeitig hemmte er Entzündungen der Prostata.

Sägezahnpalme

Diese nordamerikanische Palme verdankt ihren Namen den mit Zähnen besetzten Blattstielen. Ihre eiförmigen Beeren sind dunkelrot bis schwarz. Die Pharmazeuten nutzen die reifen getrockneten Früchte, die unter anderem auch Sitosterole enthalten. Ein Extrakt aus dem Samen hemmt die Umwandlung des Testosterons in DHT. Klinische Studien haben bewiesen, daß einige typische Symptome zurückgingen. Wie bei der Anwendung von Kürbiskernen bleibt die Prostata allerdings gleich groß. Als Tagesdosis werden von den Medizinern 1 – 2 Gramm Droge oder 320 mg fettlöslicher Extrakt empfohlen.

Zusammenfassung

- *Die Prostata umschließt die Harnröhre des Mannes. Ihr Sekret stimuliert die Samenbewegungen und neutralisiert das saure Milieu in der Scheide.*
- *Mit zunehmendem Alter vergrößert sich die Prostata. Der Mann spürt das an Veränderungen und Beschwerden im Zusammenhang mit dem Harnlassen.*
- *Kürbiskerne lindern die Symptome. Sie wirken sehr gut und schnell, sind preiswert und haben auch bei langfristiger Einnahme keinerlei Nebenwirkungen.*
- *Auf die Prostata wirken außerdem günstig: Brennessel, Roggenpollen und die Sägezahnpalme.*

Frauenleiden Blasenschwäche

Bei Frauen weitverbreitet, aber nach wie vor kein diskutiertes Thema ist die Blasenschwäche. Zudem ist dies ein sehr unscharfer Begriff, und es fallen viele Beschwerden im Zusammenhang mit dem Harnlassen darunter:

- ungewolltes Wasserlassen,
- häufiger Harndrang, ohne daß die Blase ausreichend voll wäre,
- Brennen beim Wasserlassen,
- das Gefühl, die Harnblase sei nicht ganz leer.

Anders als bei einer Entzündung der Harnblase liegt hier keine Infektion durch Bakterien vor. Fast drei Millionen Frauen suchen jährlich in Deutschland den Arzt auf, weil sie Blasenprobleme haben. Die Dunkelziffer schätzt man drei- bis fünfmal so hoch: Viele Frauen schämen sich und begeben sich deshalb nicht in Behandlung. Die Ursachen sind nervöse Störungen oder Störungen im Verschlußmechanismus von Blase und Harnröhre; die harnaustreibende Blasenmuskulatur und die Schließmuskeln arbeiten nicht einwandfrei zusammen.

Zwei Schließmuskeln hemmen den Abfluß des Harns. Beim Gang auf die Toilette kontrahieren die Muskeln in der Blasenwand, und die Blase zieht sich zusammen. Gleichzeitig öffnen sich die beiden Schließmuskeln. Die Harnblase entleert sich (Mediziner sagen dazu »Miktion«). Umgekehrt erschlafft die Wandmuskulatur, wenn sich die Blase füllt. Außerdem verhindern die Schließmuskeln, daß Harn abgeht. Im Normalfall kann die Blase bis zu einen halben Liter Urin aufnehmen.

Die sogenannte Harn-Inkontinenz – die Unfähigkeit, die Blase zu kontrollieren – stellt nicht nur ein medizinisches und hygienisches Problem dar. Die im übrigen gesunden Frauen geraten leicht in eine peinliche Situation. Verlegenheit und Scham führen dann dazu, daß die Patientinnen die Gesellschaft anderer meiden. Zum Verlust der Würde kommt dann noch die Einsamkeit.

Wie kommt es zur Blasenschwäche? Die Ursachen sind nervöse Störungen oder Störungen im Verschlußmechanismus von Blase und Harnröhre; die harnaustreibende Blasenmuskulatur und die Schließmuskeln arbeiten nicht einwandfrei zusammen.

Formen der Harn-Inkontinenz

Art der Inkontinenz	Ursache/Fehlfunktion
Streß- oder Belastungs-Inkontinenz:	*Die Harnröhre verschließt unzureichend.*
Drang-Inkontinenz oder Reizblase:	*Die Blase ist übermäßig empfindlich, die Muskulatur kontrahiert unvermittelt.*
Überlauf-Inkontinenz:	*Die Blase ist voll und läuft über.*
Reflex-Inkontinenz:	*Die Blase kontrahiert, ohne daß ein Harndrang besteht.*

Die Miktion ist ein kompliziertes Zusammenspiel zwischen mehreren Nerven und den verschiedenen beteiligten Muskeln. Je nachdem, welcher Teil in seiner Funktion gestört ist, unterscheidet man verschiedene Formen der Harn-Inkontinenz.

Streß- oder Belastungs-Inkontinenz

Bei Frauen, die mehrfach Kinder geboren haben, ist häufig eine Beckenbodenschwäche oder -senkung die Ursache für ungewolltes Wasserlassen. Ihr liegt oft eine angeborene Bindegewebsschwäche zugrunde. Wenn dann noch der Beckenboden überbeansprucht wird, etwa bei einer Geburt, durch Übergewicht, als Folge einer Operation oder durch Hormonmangel nach den Wechseljahren, leiden Frauen häufig unter der sogenannten Streß-Inkontinenz. Während der Geburt kommt es häufig zu einer Überdehnung oder Verletzung der Beckenbodenmuskulatur. Dadurch erschlaffen die Beckenboden- und Schließmuskeln, Blase und Harnröhre senken sich. Die Folge ist: Wenn in der Bauchhöhle der Druck steigt, etwa beim Husten, Niesen, Lachen, schnellem Laufen oder schwerem Heben, geht unwillkürlich Urin ab. Das Bindegewebe kann man nicht trainieren, wohl aber die Muskulatur des Beckenbodens. Ein solches Training beugt zudem einem Gebärmuttervorfall vor. Die Diagnose Streß-Inkontinenz trifft auf etwa 40 Prozent der betroffenen Frauen zu. Bei 20 bis 25 Prozent der Fälle liegt allerdings eine Mischform von Streß- und Drang-Inkontinenz vor.

Drang-Inkontinenz oder Reizblase

Eine Reizblase kann auch nach lokaler Abkühlung auftreten, etwa bei kalten Füßen oder nach dem Trinken kalter Getränke. Weitere Ursachen sind eine starke psychische Anspannung oder eine starke mechanische Reizung der Geschlechtsorgane, so z.B. durch stürmischen und häufigen Geschlechtsverkehr. Man spricht dann scherzhaft auch von einer »Honeymoon-Blase«. Der Blasenmuskel zieht sich unerwartet zusammen und erzeugt plötzlich einen starken Druck. Die Frau muß sofort ihre Blase entleeren. Viele betroffene Frauen schaffen es dann nicht mehr bis zur Toilette. Obwohl der Schließmuskel richtig funktioniert, geht Urin verloren. Viele Patientinnen klagen gleichzeitig über einen häufigen Harndrang. Die Blase ist nur wenig gefüllt, und doch müssen die Betroffenen immer wieder auf die Toilette zum Wasserlassen.

Die Blase ist überempfindlich, der Blasenmuskel übermäßig aktiv. Sehr häufig ist eine Reizblase Folge einer psychischen oder nervösen Störung. Im Alter nimmt die Blasenschwäche generell zu. In seltenen Fällen tritt die Reizblase als Folgeerkrankung anderer schwerer Leiden auf, etwa von Diabetes oder bestimmter Nervenleiden. Manche Arzneimittel lassen als unerwünschte Nebenwirkung die Harnröhre erschlaffen. Wenn die Symptome wiederholt auftreten, sollten Sie einen Arzt aufsuchen. In einem vertrauensvollen Gespräch können Sie mit ihm über mögliche Ursachen der Beschwerden und Therapien sprechen.

TIP

Ein Tee aus den Hülsen der Gartenbohne unterstützt die Behandlung von Reizblase, Streß-Inkontinenz und Prostatabeschwerden.

Sonstige Inkontinenzen

Eine Überlaufblase gibt tropfenweise Urin ab. Bei dieser Inkontinenz wird die Blase nicht vollständig entleert. Es bleibt immer Urin zurück, so daß die Blase nach weiterer Füllung überläuft. Bei der sogenannten Reflex-Inkontinenz zieht sich die Blasenmuskulatur zusammen, ohne daß ein Harndrang zu verspüren wäre. Hier ist das Zusammenspiel der Nerven gestört.

Was tun? Kürbissamen können helfen

Zunächst muß der Schmerz beim Harnlassen behandelt werden. Dazu dienen krampflösende und muskelstärkende Mittel. Erfahrungsgemäß hilft Kürbissamen, was auch durch kontrollierte Studien belegt wurde. 80 bis 95 Prozent der betroffenen Frauen berichten von Verbesserungen der Symptome. Schmerzen, verzögerte Blasenentleerung und nächtlicher Harndrang ließen nach, die Frauen mußten weniger häufig auf die Toilette.

Wie die Inhaltsstoffe des Kürbisses auf die einzelnen Blasenmuskeln wirken, weiß man noch nicht genau, aber man vermutet, daß der hohe Gehalt an Vitamin E positiv auf die Muskelspannung wirkt. Außerdem sollen Selen und Mangan den Stoffwechsel der Blasenmuskeln günstig beeinflussen. Kürbiskerne unterstützen die normale Blasenfunktion und lindern eine Blasenschwäche, sie helfen insbesondere bei einer Reizblase.

Der zweite Schritt hat zum Ziel, die zugrundeliegenden nervösen Störungen zu beheben. Ideal sind Heilpflanzen, die allgemein beruhigen und Angst- oder Spannungszustände lösen. Sie entspannen auch die Reizblase. Ein verbreitetes Präparat bei Reizblase enthält neben reichlich Kürbissamenöl auch Kawa-Kawa und Hopfen.

Heilkräuter für gereizte Nerven

Die Natur bietet einige Heilkräuter, die das Nervensystem stabilisieren und kräftigen. Führen Sie als begleitende Therapie eine Teekur durch, weil insbesondere der Reizblase oft eine nervöse Störung zugrunde liegt.

So bereiten Sie sich einen Heiltee:
Wenn nichts anderes angegeben ist, das Kraut kleinschneiden und eine Handvoll Kräuter in eine Teekanne streuen – oder ein bis zwei Teelöffel Kraut pro Tasse. Mit kochendem Wasser übergießen und etwa zehn Minuten lang ziehen lassen. Gelegentlich umrühren. Anschließend abseihen. Eventuell mit Honig oder Fruchtzucker süßen.

- Trinken Sie den Tee langsam und schluckweise. Wenn Sie ihn auf nüchternen Magen einnehmen, kann Ihr Körper die Inhaltsstoffe besser aufnehmen.

- Die Wirkung einer Teekur mit Heilkräutern entfaltet sich erst nach etwa zwei Wochen. Eine Teekur kann mehrere Monate dauern. Trinken Sie täglich zwei bis drei Tassen.

- Suchen Sie sich ein Heilkraut oder die Mischung aus, die Ihnen auch gut schmeckt. Trinken Sie dann mindestens drei Wochen lang diesen Tee.

Dosierung und Art der Anwendung

Empfohlen werden morgens und abends ein bis zwei gehäufte Eßlöffel Kürbissamen, das entspricht 15 bis 30 Gramm. Sie können die Samen ganz oder grob zerkleinert mit viel Flüssigkeit einnehmen. Auch nach Monaten müssen Sie mit keinerlei Nebenwirkungen rechnen. Alle Heilpflanzen, die Prostatabeschwerden lindern, helfen auch bei Blasenschwäche: Brennesselwurzel, Sägepalmenfrüchte und samenfreie Gartenbohnenhülsen.

Johanniskraut
Hypericum perforatum ist eine unserer schönsten und ältesten Heilpflanzen. Man findet sie an Wegrändern, in lichten Wäldern und Gebüschen. Johanniskraut wirkt beruhigend, ausgleichend und entspannend. Außerdem hebt es die Stimmung und wirkt Depressionen entgegen. Eine Teekur oder entsprechende Dragees eignen sich hervorragend bei nervlicher Überlastung, innerer Unruhe und Nervosität.

Nervlich bedingte funktionelle Störungen wie die Reizblase kommen zur Ruhe.

Baldrian

Valeriana officinalis wächst überall in Wäldern, an Flußufern und auf feuchten Wiesen. Er hilft bei nervösen Erregungszuständen, bei Schlaflosigkeit und bei nervösem Herzklopfen. Er entspannt und fördert die Schlafbereitschaft.
Zubereitung: zwei Teelöffel zerkleinerte Baldrianwurzel mit einem Glas kaltem Wasser übergießen und acht bis zehn Stunden lang stehen lassen. Abseihen und zwei bis drei Gläser täglich kalt trinken.

Hopfen

Humulus lupulus gedeiht in Erlenbrüchen, an Flußufern und in feuchten Gebüschen. Er fördert den Schlaf, regt den Appetit und den Menstruationszyklus an. Außerdem lindert er vielfältige Störungen während der Wechseljahre.
Zubereitung: ein Eßlöffel Hopfenzapfen mit einer Tasse kaltem Wasser übergießen, fünf bis acht Stunden ziehen lassen, durchseihen und auf Trinktemperatur erwärmen.

Melisse

Die Melisse oder Zitronenmelisse – *Melissa officinalis* – stammt aus Südosteuropa, wird aber seit Jahrhunderten auch in unseren Gärten kultiviert. Es ist das Kraut für Nervenbündel. Es beruhigt, entkrampft und fördert die Verdauung. Melisse hilft den Betroffenen bei einem nervösen Herz, einem nervösen Magen und bei Einschlafstörungen.

Passionsblume

Passiflora incarnata kommt aus Südamerika und Ostindien, charakteristisch ist eine ebenso wunderschöne wie auffällige Blüte. Ihr Kraut hat eine leicht beruhigende und schlaffördernde Wirkung. Viele Menschen benutzen es gerne, um die Heilwirkungen anderer Nerven- und Beruhigungstees zu verbessern.

Hafer

Der Hafer – *Avena sativa* – ist nicht nur ein Getreide, sondern er wird auch als Heilpflanze verwendet. Seine Wirkung ähnelt der der Passionsblume. Er beruhigt leicht und fördert den Schlaf, außerdem wirkt Hafer antidepressiv und stärkt die Nerven.

Kawa-Kawa

Rauschpfeffer oder Kawa-Kawa – *Piper*

> **TIP**
>
> **Trainieren Sie Ihre Blase**
> *Wenn Sie zu Hause sind, sollten Sie den Gang zur Toilette möglichst lange hinausschieben. Kräftigen Sie die Beckenbodenmuskeln, üben Sie auf den Damm einen Druck aus, lenken Sie sich ab. Jede Minute, die Sie verzögern können, hilft Ihnen, die Blasenkontraktion zu unterdrücken und die Blase so zu dehnen, daß sie schließlich mehr Flüssigkeit faßt.*

methysticum – stammt aus der Südsee und wird dort als Trank für rituelle Zusammenkünfte genommen. Verwendet wird der Wurzelstock. Die Insulaner zerkleinern ihn durch Zerkauen oder Zerstoßen, wobei ein milchig-trüber Brei entsteht. Kawa-Kawa hat sich bewährt in psychischen Streßsituationen, bei verschiedenen Angstzuständen und depressiven Verstimmungen. Er macht nicht süchtig und nicht müde, man fühlt sich wach und frisch. Kawa-Kawa ist deshalb ein ideales Beruhigungsmittel, wenn Sie geistig auf der Höhe bleiben müssen.

Teemischung bei Überarbeitung und Streß:
Melisse, Rosmarin und Johanniskraut zu gleichen Teilen
Übergießen Sie drei Eßlöffel Kräuter mit einem Liter heißem Wasser, lassen Sie den Tee zehn Minuten ziehen, seihen Sie ihn ab, und trinken Sie die Mischung über den Tag verteilt.

Nerventee gegen nervöse Zustände und innere Unruhe:
30 g Johanniskraut, 15 g Lavendelblüten, 15 g Pomeranzenblüten, 10 g Rosmarinnadeln
Kochen Sie sich einen Tee mit den genannten Kräutern. Drei gehäufte Eßlöffel reichen für einen Liter Wasser als Tagesmenge. Je nach Ihrer aktuellen persönlichen Situation trinken Sie den Heiltee als Kur bis zu sechs Wochen. Bei einem insgesamt schwachen Nervenkostüm ist der Tee auch bedenkenlos zur Daueranwendung geeignet.

Teemischungen, die zugleich Nerven stärken und Muskeln kräftigen:
Mischung 1: Je 20 g Johanniskraut, Melissenblätter, Kamillenblüten, 10 g Tausendgüldenkraut, 10 g Hagebutten, 5 g Hopfenzapfen.
Mischung 2: Je 20 g Melissenblätter, Kamillenblüten und Baldrianwurzeln.
Mischung 3: Je 10 g Melissenblätter, Pfefferminzblätter, Lavendelblüten, Orangenblüten, Bitterorangenschalen, Baldrianwurzeln.

TIP

Ein warmes Bad am Abend entspannt und fördert das Einschlafen. Bäder mit Heilkräuterzusätzen unterstützen die Teekur. Es eignen sich Melisse, Schafgarbe, Lavendelblüten und Heublumen.

Training für die Beckenbodenmuskeln

Der Beckenboden kleidet den Unterleib nach unten aus. Ähnlich wie eine Hängematte stützen die Muskeln die Organe ab und sorgen dafür, daß Blase, Gebärmutter und Darm nicht mit der Schwerkraft nach unten absacken. Diese Beckenbodenmuskeln können Sie trainieren und damit einer Streß-Inkontinenz vorbeugen beziehungsweise in vielen Fällen die Blasenschwäche beheben. Ein kräftiger Beckenboden gleicht ein schwaches Bindegewebe aus.

Übungen:

- Legen Sie sich flach auf den Rücken und beugen Sie etwas die Knie. Nun versuchen Sie den Beckenboden in sich hineinzusaugen. Wahrscheinlich müssen Sie erst ein Gefühl für diese Muskeln entwickeln. Zur Kontrolle können Sie mit einer Handfläche den Beckenboden stützen. Dann zählen Sie langsam bis fünf, dabei das Atmen nicht vergessen. Entspannen Sie sich.

- Beim Sitzen neigen Sie sich soweit vor, daß sich das Gewicht des Rumpfes genau über der Scheidenöffnung befindet. Spannen Sie die Beckenbodenmuskeln an, saugen Sie sie in sich hinein. Halten Sie die Spannung und entspannen Sie wieder. Fünfmal wiederholen, dazwischen zehn Sekunden entspannen.

TIP

Sie können immer und überall üben, im Bett vor dem Aufstehen, am Arbeitsplatz, beim Warten auf die Straßenbahn, in der Küche, beim Fernsehen. Am besten üben Sie unter fachlicher Anleitung. Volkshochschulen und Krankenkassen bieten preiswerte Kurse an.

- Spielen Sie Fahrstuhl: Spannen Sie die Muskeln etwas an und halten Sie in der ersten Etage (Spannung halten). Dann kontrahieren Sie stärker, Sie fahren in den zweiten Stock und halten wieder. Sie halten die Spannung und fahren weiter in die dritte und vierte Etage. Nun sind Ihre Beckenbodenmuskeln maximal kontrahiert, und Sie dürfen Stock für Stock hinabfahren.

So beugen Sie einer Blasenschwäche wirksam vor

- Trainieren Sie regelmäßig Ihre Bauch- und Beckenbodenmuskulatur mit Hilfe der genannten Übungen.

- Nehmen Sie die Schwangerschaftsgymnastik und vor allem die Rückbildungsgymnastik nach der Geburt ernst. Damit beugen Sie wirkungsvoll der Erschlaffung der Beckenorgane vor.

- Pressen Sie nicht beim Harnlassen oder beim Stuhlgang. Das Drücken schadet auf Dauer dem Beckenboden. Außerdem begünstigt es die Bildung von Hämorrhoiden.

- Verzichten Sie aufs Rauchen. Raucherhusten belastet den Schließmuskel, außerdem verringert Nikotin die Durchblutung der Blasenmuskulatur.

- Versuchen Sie, Ihr Gewicht zu halten. Jedes Pfund zuviel belastet den Beckenboden.

- Achten Sie auf eine gute Haltung.

Weitere Kürbis-Anwendungen

Äußerliche Anwendung bei Schmerzen

Fruchtfleisch, Samenkerne und Kernöl eignen sich gut für die äußerliche Anwendung. Fruchtfleisch und Preßsaft kühlen Schwellungen sowie Insektenstiche und lindern Schmerzen. Der Saft verbessert ein Heilbad. Aus gemahlenen Kürbiskernen kann man warme oder kalte Umschläge bereiten, die bei Schwellungen, Schmerzen und Entzündungen helfen.

TIP

Kürbisprodukte sollten Sie immer frisch verwenden. Achten Sie auf eine gute Qualität. Wenn Sie Fruchtfleisch, Kerne oder Öl in der Küche nicht mehr verwenden möchten, haben sie auch in Salben, Wässerchen, Masken und Badezusätzen nichts mehr verloren.

Eine besondere Therapie ist die Wärme-Reiz-Therapie. Man reibt die Haut mit einem hautfremden Fett wie Kürbiskernöl ein. Die Haut und das darunterliegende Gewebe reagieren mit Erwärmung. Die Wärme wiederum verstärkt den Stoffaustausch zwischen Blut und Gewebe. Achten Sie darauf, daß Sie das Öl mindestens drei Minuten lang einmassieren. Den Effekt können Sie steigern, wenn Sie ätherische Öle zusetzen, die auf die jeweiligen Beschwerden abgestimmt sind.

Kürbiskern-Massageöl

Sie brauchen dazu:
50 ml Kürbiskernöl
30 ml Sonnenblumenöl
20 ml Olivenöl
Zubereitung: Mischen Sie die Öle, und füllen Sie die Mixtur in eine dunkle Flasche ab. Das Öl können Sie mit je drei Tropfen Rosmarin-, Salbei- oder Teebaumöl verfeinern. Erwärmen Sie einige Tropfen des Öls in der Hand, und massieren Sie dann die gewünschte Körperpartie.
Anwendung: Bei Verspannungen, Kopfschmerzen, Rücken- und Muskelschmerzen, Prellungen, Bandscheibenproblemen, rheumatischen Beschwerden und Sehnenscheidenentzündung.

Kürbiskern-Umschlagbrei

Sie brauchen dazu:
50 g Kürbiskerne
5 ml Kürbiskernöl
Zubereitung: Mahlen Sie die Kerne, und vermischen Sie das Mehl mit Öl. Für einen

kalten Umschlag stellen Sie das Gemisch in den Kühlschrank, für einen warmen Umschlag an die Heizung. Wenn die gewünschte Temperatur erreicht ist, streichen Sie das Gemisch auf ein Leinentuch und legen dieses auf die schmerzende Stelle.
Anwendung: Bei Prellungen, Schwellungen, Verstauchungen, rheumatischen Beschwerden und Sehnenscheidenentzündung.

Kürbis-Entspannungsbad

Sie brauchen dazu:
1/2 Liter Kürbissaft
4 Tropfen Teebaumöl
2 Tropfen Melissenöl
1 EL Sahne
Zubereitung: Mischen Sie alle Zutaten, und setzen Sie die Mixtur sofort dem Badewasser zu. Die Sahne benötigen Sie, damit sich das Öl gut im Wasser verteilt.
Anwendung: Das Bad lindert Schmerzen, entspannt und hemmt Entzündungen.

Kürbis für die Körperpflege

Der Kürbis eignet sich ideal für die Körperpflege. Er reinigt schonend und erfrischt. Der pH-Wert des Kürbisfleisches liegt bei 5 bis 5,5 und kommt dem unserer Haut sehr nahe. Durch seinen hohen Kaliumgehalt wirkt der Kürbissaft klärend und reinigend. Zubereitungen aus frischem Kürbisfleisch oder Kürbissaft weisen den gleichen osmotischen Druck auf wie die Zellflüssigkeit in unseren Körperzellen und sind daher sehr schonende Mittel. Man sagt auch, sie seien isotonisch. Kürbiskernöl schützt die Haut vor dem Austrocknen und verhindert die Bildung von Schuppen. Es verzögert die Faltenbildung und wirkt Schwangerschaftsstreifen entgegen.

TIP

Machen Sie sich eine Kompresse mit Kürbissaft. Sie fühlen sich anschließend wieder erfrischt und munter. Feuchten Sie dazu ein Tuch mit heißem Wasser an, geben Sie etwas Kürbiskernsaft darauf und verteilen ihn auf dem Tuch. Legen Sie das warme Tuch auf Ihr Gesicht, und lassen Sie den Saft 20 Minuten lang einwirken. Legen Sie sich hin, und entspannen Sie sich, solange die Kompresse einwirkt.

Kürbissaft-Reinigungswasser

Sie brauchen dazu:
1 EL frisch gepreßten Kürbissaft
1 EL Hamameliswasser
Zubereitung und Anwendung: Mischen Sie die Zutaten in einer kleinen Schüssel. Sie können sofort damit Ihr Gesicht reinigen. Das Reinigungswasser eignet sich für alle Hauttypen.

Isotonisches Gesichtswasser

Sie brauchen dazu:
1 EL frisch gepreßten Kürbissaft
1 EL frisch gepreßten Gurkensaft
Zubereitung und Anwendung: Vermischen Sie die beiden Säfte. Tränken Sie damit

einen Wattebausch, und tragen Sie die Mixtur auf die gereinigte Haut auf. Fünf Minuten einwirken lassen, dann mit warmem Wasser abspülen. Das Gesichtswasser eignet sich für jeden Hauttyp.

Kürbiskern-Joghurt-Peeling

Sie brauchen dazu:
2 EL Kürbiskerne
3 EL Joghurt
Zubereitung und Anwendung: Mahlen Sie die Kerne im Mixer, und mischen Sie sie anschließend mit dem Joghurt. Abgedeckt kurz quellen lassen. Wenn Sie ein sanftes Peeling möchten, lassen Sie das Ganze etwa eine Stunde quellen, sonst kürzer. Danach sofort anwenden: Massieren Sie mit der Mischung Ihr Gesicht, und spülen Sie es dann mit warmem Wasser ab. Das Peeling eignet sich für jeden Hauttyp.

Kürbiskern-Maske

Sie brauchen dazu:
30 g fein gemahlene Kürbiskerne
10 ml Sonnenblumenöl
1 TL Hafermehl
Zubereitung und Anwendung: Geben Sie das Öl in eine Schüssel, und rühren Sie nach und nach die Kürbiskerne sowie das Hafermehl ein. Die fertige Masse können Sie sofort auf die gereinigte Haut auftragen und 20 Minuten lang einwirken lassen. Danach mit lauwarmem Wasser abspülen. Die Maske eignet sich für jeden Hauttyp. Im Kühlschrank können Sie die Mischung etwa drei Monate lang aufbewahren.

Kürbis-Körperöl

Sie brauchen dazu:
30 ml Kürbiskernöl
25 ml Sonnenblumenöl
25 ml Distelöl
5 ml Avocadoöl
15 ml Tween 80
5 Tropfen Zitronenöl.
Zubereitung und Anwendung: Vermischen Sie die ersten fünf Zutaten, und geben Sie dann das Zitronenöl hinzu. Nochmals mischen und in eine Flasche füllen. Vor Gebrauch schütteln. Massieren Sie sich nach dem Duschen einige Tropfen des Körperöls in die noch feuchte Haut ein. Das Öl ist bis zu sechs Monate lang haltbar.

Kürbissaft-Bad

Sie brauchen dazu:
100 ml Kürbissaft
2 EL Sahne
3 Tropfen Teebaumöl
3 Tropfen Grapefruitkernextrakt
Zubereitung und Anwendung: Verrühren Sie Saft und Sahne, und geben Sie dann das Teebaumöl sowie den Grapefruitkernextrakt hinzu. Die Sahne brauchen Sie, damit sich das Öl gut im Wasser verteilt. Versuchen Sie, nach dem Baden noch 20 bis 30 Minuten lang zu ruhen. Das stärkt den Kreislauf und entspannt die Seele.

Kürbiskern-Bademilch

Sie brauchen dazu:
400 ml Milch
1 1/2 EL Kürbiskerne

Zubereitung und Anwendung: Verrühren Sie beides gründlich im Mixer. Die Bademilch sollten Sie ebenso wie den Badezusatz sofort anwenden.
Tip: Geben Sie Avocadoöl hinzu, das verstärkt die Pflegewirkung.

Kürbis für die Haarpflege

Auch für die Haarpflege eignet sich Kürbiskernöl oder Kürbissaft sehr gut. Das Kernöl verleiht dem Haar frischen Glanz. Das Haar läßt sich leichter kämmen und bricht nicht mehr so leicht. Kürbissaft macht das Haar locker und gibt der Frisur festen Halt.

Für alle Haarprobleme gilt: Ihre Haarstruktur verbessern Sie nur durch eine konsequente Anwendung der Produkte über einen längeren Zeitraum hinweg. Fettes, strähniges oder brüchiges Haar ist häufig die Folge falscher Ernährung oder von Mangelerscheinungen. Auch seelische Belastungen und Streß wirken sich nachteilig auf das Haar aus.

Kürbissaft-Haarspülung

Sie brauchen dazu:
50 ml Kürbissaft
20 ml Hamameliswasser
3 Tropfen Obstessig
2 Tropfen Teebaumöl

Zubereitung und Anwendung: Mischen Sie alle Zutaten in einer Schüssel. Massieren Sie dann die frisch gewaschenen Haare mit dieser Haarspülung. Anschließend gründlich und mit viel Wasser ausspülen.

ZUSAMMENFASSUNG

- *Umschläge aus Kürbiskernen und einem Massageöl lindern Schmerzen.*
- *Kürbisfleisch hat einen hautneutralen pH-Wert. Kürbis klärt und reinigt.*

Kürbis für die Gesundheit

Der Kürbis schmeckt gut und macht satt. Archäologen und Völkerkundler sind überzeugt, daß die drei Nahrungsmittel der Indianer – Mais, Bohnen, Kürbis – alle wichtigen Bedürfnisse und Erfordernisse der Ernährung abdecken. Der Kürbis besteht zu 90 Prozent aus Wasser. Er enthält Kohlenhydrate und Eiweiß, zwei Drittel seiner Fette machen hochwertige, mehrfach ungesättigte Fettsäuren aus. Das Samenöl enthält zahlreiche Vitamine, wichtige Mineralstoffe und Spurenelemente, wobei das krebshemmende Selen besonders hervorzuheben ist.

Vitamine und ihre Wirkung

Vitamine	
Beta-Carotin	*Vorstufe des Vitamin A, wird im Körper zu Vitamin A umgewandelt, ein Mangel führt zur Nachtblindheit.*
B-Vitamine	
B_1	*(Thiamin) braucht der Körper für den Abbau von Zucker. Außerdem ist es für Nerven, Herz und Darm notwendig.*
B_2	*(Riboflavin) ist Baustein vieler Enzyme und wird insbesondere für die Energiegewinnung gebraucht. Wir benötigen es für den Aufbau des roten Blutfarbstoffes, den Sehprozeß und für eine gesunde Haut. Bei Kindern wirkt es als Wachstumsfaktor.*
B_6	*(Pyridoxin) ist wichtig für den Eiweißstoffwechsel. Ein Mangel führt zu Appetitlosigkeit, Wachsstumsverzögerungen, Krämpfen und Blutarmut.*
Niacin	*Viele Enzyme enthalten Niacin. Es ist unentbehrlich für die normale Funktion des Nervensystems und der Haut.*
Folsäure	*Die Säure ist wichtig bei zahlreichen Synthesevorgängen. Erhöhter Bedarf besteht während einer Schwangerschaft und in der Stillzeit.*
Vitamin E	*(Tocopherol) ist ein fettlösliches Vitamin und kommt immer zusammen mit pflanzlichen Fetten vor. Es schützt die Zellen vor den schädlichen Reaktionen der sogenannten »Freien Radikalen«.*

Mineralstoffe, Spurenelemente und ihre Wirkung

Mineralstoffe

Kalium	*ist wichtig für die Aufrechterhaltung und Regulierung des Zellinnendrucks sowie für die Muskelarbeit. Durchfall und Erbrechen können besonders bei Kleinkindern zu einem erheblichen Kaliumverlust führen.*
Magnesium	*ist Teil vieler Enzyme und am Knochenaufbau beteiligt. Magnesiummangel führt zu Muskelkrämpfen und zur Gewichtsabnahme.*
Eisen	*ist ein Baustein des roten Blutfarbstoffs (Hämoglobin), der den Sauerstoff transportiert. Ein Mangel führt zur Blutarmut.*
Calcium	*braucht der Körper für die Zähne und Knochen sowie für die Blutgerinnung, es ist unentbehrlich für das reibungslose Funktionieren von Muskeln und Nerven.*
Phosphor	*baut zusammen mit Calcium Knochen und Zähne auf. Meist nehmen wir zuviel Phosphor auf.*

Spurenelemente

Selen	*schützt vor »Freien Radikalen« und beschleunigt die Zerstörung schädlicher Verbindungen. Selen beugt Krebserkrankungen vor.*
Mangan	*ist bei einigen Enzymen beteiligt; seine Wirkungen sind noch recht wenig bekannt..*
Kupfer	*ist beteiligt bei der Bildung der roten Blutkörperchen, beeinflußt das Zentralnervensystem, die Immunabwehr und die Hautfärbung.*
Zink	*unterstützt die Wundheilung und stabilisiert die Zellmembranen.*

Der Kürbis hat nur wenig Eigenaroma, was durchaus von Vorteil ist, denn dadurch läßt er sich so vielfältig zubereiten: süß, süß-sauer, pikant, mit scharfen Gewürzen oder aromatischen Kräutern.

Eine fettarme Ernährung mit hohem Anteil von mehrfach ungesättigten Pflanzensäuren beugt Herz-Kreislauf-Erkrankungen vor und senkt den Cholesterinspiegel im Blut, insbesondere senkt sie den Anteil des schädlichen LDL-Cholesterins. Kürbisfleisch wirkt durch seinen hohen Kaliumgehalt ebenfalls positiv auf die Herz-Kreislauf-Tätigkeit. Auch Zahnfleischprobleme treten häufig erst durch einen Mangel an Vitaminen, Mineralstoffen und Spurenelementen auf. Kürbis als Rohkost gleicht in idealer Weise solche Mangelzustände aus. Aus gleichem Grund eignet er sich hervorragend zu einer Diät oder als Gemüsesaft beim Heilfasten.

Der Kürbis in der Küche

Die ersten europäischen Siedler in Nordamerika lernten den Kürbis rasch schätzen und machten ihn zu einem beliebten Gericht in ihrer Küche. Ganz anders erging es ihm in Europa. Hier galt der Kürbis lange Zeit als Viehfutter oder im besten Falle noch als Arme-Leute-Essen. Im 18. Jahrhundert begannen die Bauern im damaligen Österreich-Ungarn damit, den Kürbis zur Ölgewinnung zu kultivieren. Um einen Liter des dunklen, zähflüssigen Öls zu gewinnen, müssen etwa 2,5 Kilogramm Kürbissamen gepreßt werden. Das Produkt ist ein hochwertiges Pflanzenöl mit 80 Prozent ungesättigten Fettsäuren, das als gesundheitsfördernd empfohlen wird.

Ebenso wie dem Kürbis als Gemüse verwehrten viele dem Kernöl den Zugang zu ihrer Küche. In Kriegszeiten gab es regelmäßig süß-sauer eingelegten Kürbis als Beigabe zu den kargen Mahlzeiten. Manch einer erinnert sich vielleicht noch mit Grausen daran.

In den letzten Jahren kam endlich die Wende. Der Kürbis läßt sich vielfältig zubereiten und ist zudem sehr gesund, so daß er nun doch noch den Sprung in die Kochtöpfe schaffte. Auch das würzig-nussig schmeckende Kernöl wissen selbst die Gourmets mittlerweile zu schätzen. Nicht zuletzt dürfte aber auch das gewandelte Denken der Spitzenköche seinen Teil zu dem neuen Ansehen des lange verschmähten Kürbisses beigetragen haben: weg von exotischen Neuzüchtungen, zurück zu bodenständigen Gemüsesorten, die schon unsere Großmütter gerne verwendet haben.

Thanksgiving-Pumpkin-Pie

Sie brauchen für den Kürbisbrei:
2 Tassen Kürbisfleisch
Salz, Zimt, Ingwer, Muskatnuß
3 Eier
1 Tasse braunen Zucker
3/4 Tasse Sahne
Sie brauchen für den Mürbeteig:
250 g Mehl
150 g kalte Butter
3-4 EL Eiswasser
Zubereitung: Kürbisfleisch passieren, mit einer Prise Salz, je 1/2 Teelöffel Zimt, Ingwer und Muskatnuß würzen. Die Eier schaumig schlagen. Zucker und Eier zum Kürbisfleisch geben und die Sahne einrühren. Eine Tortenform mit dem Mürbeteig auskleiden und den Kürbisbrei einfüllen. Etwa 40 Minuten bei 180 °C backen. Heiß oder kalt servieren.

Kürbiskern-Käse-Brotaufstrich

Sie brauchen dazu:
125 g mageren Camembert
30 ml Kürbiskernöl
1 TL Kürbiskerne
1/2 Zwiebel
etwas Salz

Zubereitung: Pürieren Sie alle Zutaten im Mixer, und fertig ist der Brotaufstrich. Im Kühlschrank hält er sich einige Tage.

TIP

Kürbiskerne setzen auch bei der Dekoration eines kalten Büfetts interessante Akzente, da sie sich farblich von den meisten Zutaten abheben.

Gebratene Kürbisscheiben

Sie brauchen dazu:
Kürbisfrucht
Oliven- oder Sesamöl
Sojasauce oder Meersalz

Zubereitung: Schneiden Sie das Fruchtfleisch vom Kürbis in etwa einen halben Zentimeter dicke Scheiben. Erhitzen Sie in einer Pfanne Oliven- oder Sesamöl, und braten Sie die Kürbisscheiben bei schwacher Hitze von beiden Seiten goldgelb. Das dauert etwa 20 Minuten. Würzen Sie mit Sojasauce oder Meersalz, und richten Sie die Scheiben mit Olivenöl in einer Schüssel an. Sie können den Kürbis kalt als Vorspeise und warm zu Getreidegerichten oder Nudeln essen.

Aubergine in Kürbiskernöl

Sie brauchen dazu:
Aubergine
Salz, Sesamöl
Kürbiskernöl

Zubereitung: Schneiden Sie die Aubergine in einen halben Zentimeter dicke Scheiben, und bestreuen Sie sie mit Salz. Braten Sie sie in Sesamöl von beiden Seiten fünf Minuten lang. Anschließend übergießen Sie die Auberginenscheiben mit Kürbiskernöl, und lassen Sie das Ganze noch etwas ziehen.

TIP

Nach demselben Rezept können Sie Paprika, Zucchini, Austernpilze und andere Gemüsesorten zubereiten. Lassen Sie sich von Ihrem Geschmack leiten, und experimentieren Sie mit der Zugabe von Kräutern zur Marinade. Ihrer Phantasie sind dabei keine Grenzen gesetzt.

Kartoffel-Kürbis-Gratin

Sie brauchen dazu:
6 große Kartoffeln
500 g Kürbisfleisch
Butter
3 Eier
3 EL Milch
1 EL Sahne
1 Zwiebel, gewürfelt
2 TL gehackte Kräuter, Salz
geriebenen Käse

Zubereitung: Kartoffeln kochen, pellen und in Scheiben schneiden. Dann schneiden Sie das Kürbisfruchtfleisch in einen halben Zentimeter dicke Scheiben, und stechen Sie sie etwa in der Größe einer Kartoffelscheibe aus. Dann legen Sie in eine mit Butter eingefettete Auflaufform abwechselnd Kartoffel- und Kürbisscheiben schräg hinein. Verrühren Sie die Eier zusammen mit Milch, Sahne, Zwiebelwürfeln und Kräutern. Etwas salzen und die Gemüsescheiben damit übergießen. Das Ganze lassen Sie dann 20 Minuten lang im Backofen bei 200 °C garen. Danach streuen Sie den geriebenen Käse darauf und lassen alles nochmals fünf Minuten lang überbacken. Zu dem Gratin passen Bratlinge, gebackene Austernpilze und frischer Salat.

Kürbiscreme-Suppe

Sie brauchen dazu:
Kürbisfruchtfleisch
Sellerie, Karotten, Zwiebeln
1 Apfel
Crème fraîche oder Sahne
Wein
Kräuter
Salz

Zubereitung: Kochen Sie das Kürbisfruchtfleisch zusammen mit Sellerie, Karotten, Zwiebeln, eventuell auch mit einem Apfel, zu einer sämigen Suppe. Die Suppe mit Crème fraîche oder Sahne binden und nach Belieben mit Wein verfeinern. Mit Kräutern abschmecken und salzen. Sehr dekorativ ist es auch, wenn Sie die Kürbiscreme-Suppe in einem ausgehöhlten Kürbis anrichten. Dazu werden vom Kürbis der Deckel abgeschnitten und die Kerne sowie die Fasern entfernt. Lösen Sie das Fruchtfleisch vorsichtig mit einem Löffel heraus, damit Sie die Schale nicht verletzen. Wenn die Suppe fertig ist, füllen Sie sie in den ausgehöhlten Kürbis. Gut passen dazu Knoblauchcroûtons.

Eintopf und andere Möglichkeiten

Kürbis können Sie auch zusammen mit anderem Gemüse im Topf schmoren und so einen wärmenden Eintopf zubereiten. Wenn Sie dem Kürbis den Deckel abschneiden und Kerne sowie Fasern entfernen, dann können Sie ihn auch – nachdem der Deckel als Hut wieder obenauf gesetzt wurde – bei 200 °C im Backofen garen. Dies dauert je nach Größe des Kürbisses etwa eine bis elf Stunden. Geschmacklich eignet sich hierfür am besten der orangefarbige Hokkaido-Kürbis. Mit einem Hölzchen prüfen Sie, ob der Kürbis weich ist. Den gegarten Kürbis können Sie mit Getreidegerichten, etwa mit Couscous, oder mit geschmorten Champignons füllen und ihn samt Deckel servieren. Gut passen dazu eine pikante Sauce und ein frischer Salat. Probieren Sie einmal Feldsalat mit einem Balsamicoessig-Kürbiskernöl-Dressing.

TIP

Probieren Sie auch die gebackene Schale des Hokkaido-Kürbis. Sie erinnert im Geschmack sehr an Eßkastanien.

Kürbiskern-Weizenmehl

Sie brauchen dazu:
160 g grobgeschrotete Kürbiskerne
700 g Weizen
Zubereitung: Mischen Sie Kürbiskerne und Weizen, und mahlen Sie beides zusammen mehlfein. Dieses Mehl können Sie wie Weizenmehl für Pfannkuchen, Spätzle, Nudeln, Brot oder Waffeln verwenden.

Kürbiskern-Weizen-Spätzle

Sie brauchen dazu:
300 g Kürbiskern-Weizenmehl (siehe oben)
3 Eier
100 ml Wasser oder Milch
1 TL Salz
Zubereitung: Verrühren Sie alle Zutaten. Dann schlagen Sie den Teig, bis er Blasen wirft. Sie können ihn wie gewohnt ins kochende Salzwasser schaben. Nach etwa fünf Minuten die Spätzle mit dem Schaumlöffel aus dem Wasser nehmen.

Käse in Kürbiskernöl

Sie können Käse in Kürbiskernöl zum Reifen lagern. Wichtig ist hierbei, daß der Käse vollständig mit Öl bedeckt ist. Geeignete Käsesorten sind Brie, Camembert, Mozzarella, Winzerkäse und Schafskäse.
Zubereitung: Legen Sie den Käse in ein Glas, und bedecken Sie ihn vollständig mit Kürbiskernöl. Der Käse unter Öl sollte im leicht verschlossenen Glas mindestens zwei Tage lang lagern, bevor Sie ihn verzehren. Wenn Sie das Glas in den Kühlschrank stellen, verzögern Sie den Reifeprozeß.

Baby-Brei

Nur wenigen Müttern ist bekannt, daß Babys Kürbisfleischbrei besser verdauen als den beliebten Karottenbrei. Mit Kürbis fällt den Kleinen die Umstellung auf feste Nahrung noch leichter.
Sie brauchen dazu:
Hokkaido-Kürbisfleisch
Weizenkeimöl
Zubereitung: Das Kürbisfleisch in Würfel schneiden und mit wenig Wasser garen, bis es zerfällt. Einen Tropfen Weizenkeimöl zugeben, mischen und fertig ist der Brei.

Gesunde Knabberei und Nahrung fürs Gehirn

Kürbissamen enthalten große Mengen ungesättigter Fettsäuren, viele Mineralstoffe und Spurenelemente. Das macht sie geradezu ideal für geistig schwerarbeitende Menschen. Kombinieren Sie Kürbiskerne mit Sonnenblumenkernen und Mandeln. Allerdings sollten Sie die verschiedenen Samen immer getrennt rösten, sonst wird ein Teil der Samen zu dunkel, oder der andere Teil ist noch nicht ausreichend geröstet.
Zubereitung: Rösten Sie Kürbiskerne (ca. eine Tasse) bei mäßiger Hitze. Dabei ständig umrühren. Wenn die Kerne den idealen Röstgrad erreichen, blähen sie leicht auf und sehen wie kleine Käfer aus. Nun reduzieren Sie die Hitze und besprengen die Kerne noch in der heißen Pfanne mit etwas Sojasauce. Rühren Sie um, damit die Sauce sich gleichmäßig verteilt. Wenn die Samen trocken sind, können Sie sie zum Abkühlen

in eine Schale füllen und nach Geschmack und Vorlieben mit anderen gerösteten Samen mischen. Sollte von der Knabberei etwas übrigbleiben, kann man den Rest in einem geschlossenen Glas aufbewahren.

Kürbis in der Diätküche

Kürbisfruchtfleisch hat nur sehr wenige Kalorien. Mit 10 bis 25 kcal pro 100 Gramm ist es eine ideale Zutat für kalorienarme Gerichte. Die im Kürbis enthaltenen Vitamine, Spurenelemente und Mineralstoffe aktivieren den Stoffwechsel und regen alle Körperfunktionen an. Kürbis wirkt entgiftend sowie entschlackend und schwemmt überflüssiges Wasser aus. Gleichzeitig fördert er die Blutbildung und stärkt das Herz.

Kürbis für Hund und Katz

Wer das Futter für seinen Hund oder seine Katze selber kocht, der sollte dem Futter regelmäßig Kürbis zusetzen. Er liefert Vitamine und Mineralstoffe, ist leicht verdaulich und hilft beim Abbau von Übergewicht. Findel-Tierkinder, die eigentlich noch gesäugt werden müßten, können mit einem Brei aus Hokkaido-Fruchtfleisch aufgepäppelt werden.

Zusammenfassung

- *In Europa galt der Kürbis über viele Jahrhunderte hinweg als Arme-Leute-Essen.*
- *Erst in den achtziger Jahren unseres Jahrhunderts entdeckten Meisterköche das gesunde Gemüse. Seitdem findet der Kürbis immer mehr Anhänger und Freunde.*
- *Kürbis läßt sich verarbeiten zu Kuchen, Brotaufstrichen, Aufläufen, Suppen, Eintöpfen und vielem anderen mehr.*

Der Kürbis im eigenen Garten

Vier Dinge sollten Sie beim Anbau von Kürbissen in Ihrem Garten beachten:

- Kürbisse sind tropische Pflanzen. Sie lieben die Wärme und dürfen nicht vor den »Eisheiligen« ins Freiland.
- Kürbisse brauchen viele Nährstoffe. Bereiten Sie das Beet im Herbst mit Kompost, organischem Dünger und Mulchabdeckung vor.
- Kürbisse brauchen viel Wasser. Trockenheit läßt das Wachstum stocken, und die Früchte werden dann später bitter.
- Sowohl die großen Speisekürbisse als auch Zucchini oder Patisson brauchen viel Platz.

Anbau

Der früheste Termin zum Aussäen ist Anfang Mai. Bis dann die ersten Keimblätter ans Licht dringen, sind die kalten Nächte vorbei. Wer sicher gehen möchte und seinen Pflanzen einen kleinen Wachstumsvorsprung verschaffen möchte, kann einzelne Samen in Torftöpfen vorkeimen lassen. Ende Mai dürfen die jungen Pflanzen mitsamt Topf ins Freie.

Berücksichtigen Sie beim Säen oder Auspflanzen im Beet den Platz, den später der ausgewachsene Kürbis braucht. Für einen Riesen- oder Melonenkürbis müssen Sie mit vier Quadratmetern rechnen, und selbst Zucchini nehmen noch zwei Quadratmeter in Anspruch.

TIP

Versorgen Sie die jungen Pflanzen mit einer »Fußbodenheizung«!
So geht's: *Heben Sie in der Mitte des Beetes einen Graben aus, und füllen Sie ihn mit Pferdemist. Dann decken Sie den Mist mit der ausgehobenen Erde ab. Die Verrottungswärme sorgt für eine angenehme Bodentemperatur. Gleichzeitig hilft der Pferdemist, den enormen Hunger der Pflanze zu stillen.*

Wenn das dritte oder fünfte Blatt aus der Erde schaut, müssen Sie die Triebspitze herauskneifen. Das bewirkt, daß die später reich tragenden Seitentriebe austreiben. Während der Hauptwachstumszeit sollten Sie die Erde mehrmals düngen. Eine beson-

HINWEIS

Der Komposthaufen wird oft als geeigneter Standort für Kürbisse gepriesen. Wenn Sie den Kompost später noch zur Verbesserung des Gartenbodens nutzen wollen, sollten Sie den Kürbis allenfalls an den Fuß des Komposthaufens setzen. Viele Nährstoffe werden durch den Regen ausgewaschen, über die sich der Kürbis freut. Am Rand des Komposthaufens kann er sich an den ausgewaschenen Nährstoffen gütlich tun und gleichzeitig durch sein Blattwerk den Haufen vor dem Austrocknen schützen. Pflanzt man den Kürbis oben auf den Haufen, dann wird er ihn bald mit seinem Heißhunger auslaugen.

ders schonende Düngung erfolgt mit verdünnter Brennesseljauche.

Ernte

Für den Anbau geeignete Kürbissorten sind Gelber Zentner und Gelbe Riesenmelone. In unseren Breiten wurden auch mit den Zucchinisorten Gold Rush und Black Beauty gute Erträge erzielt. Die hartschaligen Winterkürbisse und die weichschaligen Sommerkürbisse erntet man zu verschiedenen Zeitpunkten.

TIP

Sollten Sie eine der Früchte im dichten Blattwerk übersehen haben und plötzlich einen Riesen-Zucchino vorfinden, dann können Sie diesen der Länge nach halbieren und mit Hackfleisch gefüllt im Ofen schmoren.

Zucchini und Patisson zählen zu den Sommerkürbissen. Sie werden unreif geerntet und haben als junge Früchte das feinste Aroma. Die Pflanzen versorgen uns während des ganzen Sommers mit frischen Früchten. Die männlichen Blüten können Sie ebenfalls ernten und zu Salaten zubereiten oder im Ausbackteig genießen. Für eine Familie von vier Personen sollte man zwei bis drei Zucchini-Pflanzen anbauen. Am besten schmecken Zucchini, wenn sie jung und etwa 20 cm lang sind.

TIP

Legen Sie bei nassem, lehmigem Boden ein Holzbrettchen unter die großen, ausreifenden Früchte. Das verhindert ein Faulen der Kürbisse.

Die dickschaligen Kürbisse dienen bei richtiger Lagerung bis weit in den Winter hinein als Gemüse. Sie müssen allerdings bei der Ernte voll ausgereift sein. Der richtige Zeitpunkt ist gekommen, wenn der Stielansatz zu verholzen beginnt, die Schale hart ist und die Frucht sich beim Anklopfen hohl anhört. Als Richtwert gilt: 120 Tage nach der Aussaat ist Erntezeit.

Kürbisse für Garten und Kochtopf

Name	Frucht	Besonderheit
Spaghetti-Kürbis	*1,5 bis 2,5 kg, erst cremefarben, dann gelb*	*Platzsparender Kürbis, läßt sich hochziehen*
Sweet Dumpling	*Selten mehr als 12 cm groß, feine Rippen, weißgrüne Streifen*	*Sehr delikater Kürbis, allerdings nicht besonders ergiebig*
Jack-O'-Lantern	*Bis 3,5 kg, orange, sehr dekorativ*	*Klassischer »Pumpkin-Pie-« und »Halloween«-Kürbis*
Gelber Zentner	*Bis zu 50 cm und 30 kg*	*Sehr häufig bei uns angebaut, wäßriges Fruchtfleisch*
Big Max / Riesenkürbis	*50 bis 100 kg*	*Für Rekorde gezüchtet, Fruchtfleisch weniger fein*
Marina di Chioggia	*Bis 30 cm Durchmesser und 10 kg Gewicht, rund, abgeflacht, tiefe Runzeln*	*Ergiebige Sorte, leckeres dunkelgelbes Fruchtfleisch, ca. 8 Monate lang haltbar*
Hubbards	*Mehrere Sorten mit unterschiedlichen Farben, bis 20 kg*	*Sehr ergiebige Sorte, aromatisches Fruchtfleisch, lange haltbar*
Turks' Turban	*Ähnelt einem türkischen Turban, grelle Farben*	*Eher für Zierzwecke, dennoch genießbar*
Bleu de Hongrie	*Abgeflachte, blaugraue Frucht, bis 35 cm und 7 kg*	*Festes Fruchtfleisch, geschmackvoll, bei uns kaum bekannt*
Oranger Knirps (viele lokale Namen)	*Rote, kreiselförmige Frucht, 1,5 bis 2,5 kg*	*Zarte Haut, delikates orangenes Fruchtfleisch*
Mikoshi	*Dunkelgrün marmoriert, runde, abgeflachte Frucht, bis 3 kg*	*Sehr feiner Kürbis*
Butternuts	*Birnenförmige glatte Frucht*	*Moschuskürbis, stark rankend, süßlicher Geschmack, sehr lange haltbar*
Muscade de Provence	*Abgeflachte Frucht mit tiefen Rillen, grün, später rotbraun, bis 18 kg*	*Aus Südeuropa stammender Moschuskürbis, süßliches Fruchtfleisch*

Tip

Weil Kürbisse bei uns leicht von Pilzen befallen werden, sollten Sie die Pflanzen hin und wieder mit Schachtelhalmextrakt spritzen. Den Extrakt erhalten Sie ebenso wie die Brennesselbrühe als Konzentrat im Handel.

Mischkultur

Kürbispflanzen eignen sich hervorragend als Bodendecker. Sie können damit größere Flächen unkrautfrei und feucht halten. Wenn Ihr Garten groß genug ist, können Sie den Rand mit Zuckermais bepflanzen. Zucchini vertragen sich auch gut mit anderen Nachbarn, z.B. mit Stangenbohnen, Zwiebeln oder Kapuzinerkresse.

Kürbis für die Optik

Auch wenn Sie kein Liebhaber von Kürbis in der Küche sind oder Ihr Garten zu klein ist, können Sie sich an den Früchten erfreuen. Die kleineren Kürbisarten haben zwar die gleichen Ansprüche wie ihre großen Verwandten, benötigen aber wesentlich weniger Platz und können zudem mit ihren Ranken Gartenzäune und Spaliere schmücken.

Zusammenfassung

- *Der Kürbis ist recht anspruchslos, aber er braucht viel Nahrung und Platz.*
- *Aussaat im Mai, Ernte im September.*
- *Kürbisse eignen sich wunderbar zur Dekoration von Haus und Garten.*

Register

In der Reihe »Mutter Natur« sind im Urania Verlag ferner erschienen:
Sanfte Behandlung und Pflege mit Teebaumöl (Nr. 623-1)
Natürlich gesund und aktiv mit Apfelessig (Nr. 618-5)
Mehr Power durch Nachtkerzenöl (Nr. 621-5)
Lebenskraft tanken mit Weißdorn (Nr. 617-7)
Frisch und munter durch Obst-Enzyme (Nr. 622-3)
Natürlich fit und vital mit Ginseng (Nr. 619-3)
Vorbeugen und heilen mit der Kraft des Ginkgo (Nr. 616-9)
Heilen und Pflegen mit den Wirkstoffen des Grapefruitkerns (Nr. 625-8)
Natürlich stark und gesund durch Knoblauch (Nr. 620-7)
Mehr Lebensfreude mit Johanniskraut (Nr. 661-4)
Natürlich heilen und gesund bleiben mit Weizengras (Nr. 664-9)
Gesundheit und straffes Gewebe durch Silicium (Nr. 665-7)
Natürlich heilen und gesund bleiben mit Honig (Nr. 662-2)
Gesund und schön mit Schwarzkümmel (Nr. 660-6)

Die Deutsche Bibliothek –
CIP-Einheitsaufnahme

Pfendtner, Ingrid, Knochenhauer, Sabine:
Vital und aktiv mit Kürbiskernöl : die wirksame und bewährte Hilfe bei Blasenschwäche und anderen Blasenbeschwerden / Ingrid Pfendtner, Sabine Knochenhauer. - Orig.Ausg. -
Berlin : Urania, 1998
ISBN 3-332-00663-0

Umschlaggestaltung:
Rex Verlagsproduktion, München
Titelbild: **Max F. Wetterwald, Offenburg**
Lektorat: **Dr. Reitter & Partner Verlag GmbH, 85591 Vaterstetten**
Satz: **Dr. Reitter & Partner Verlag GmbH, 85591 Vaterstetten**
Druck: **Westermann Druck, Zwickau**
Printed in Germany

Gedruckt auf alterungsbeständigem Papier mit chlorfrei gebleichtem Zellstoff

Originalausgabe
ISBN 3-332-00663-0